CODVI

Vida Consciente

MATILDE KEMPF

CHEZ K EDITIONS

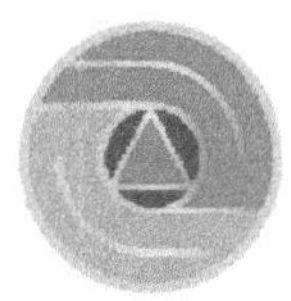

El instante presente modifica el espacio, elimina pasados y cambia futuros, cada uno tiene su llave para abrir esa puerta y descubrir su esencia.

MATILDE KEMPF

CONTENIDO

PREFACIO

Después de algunos años de mantener la idea de escribirlo, sobre todo de comenzar bien, hoy insisto; a través del tiempo y tres intentos fallidos de un comienzo, del despertar cansado de ese gran letargo interno en el que me encontraba, hoy, debo hacerlo, tengo que empezar, quiero escribir el legado futuro para sanar ese pasado que viene de repente a burlarse y saludarme en mi ventana más grande, mi fragilidad más sensible.

Milenarios encuentros, descubrimientos y acercamientos, lecturas incomprensibles, que me llevan a un camino, este libro, esta redacción de sentimientos, de visiones, de ideas y sobre todo de presencias.

Ignoro si la manera en que comienzo es la correcta, pero es el comienzo de un sueño, de un objetivo, un deseo profundo de dar a conocer mis sentimientos, vivencias y mensajes que envuelven este mundo, este momento.

Creyendo en su libre albedrío para discernir entre lo que corresponde a sus proyectos, a sus realizaciones, a los hechos cotidianos y rutinarios que nos toman por completo de nuestro verdadero placer, de nuestra razón de ser, de existir.

Historias que van y vienen, que encarnan en nosotros año tras año, vida tras vida y no nos percatamos que sólo repetimos nuestros temores, sin profundizar en los detalles que indican cada una de nuestras vivencias en esta tierra, en este cuadro perplejo y colgado en un rincón de nuestra sala, donde acostumbramos verlo, lleno de polvo, quizá mal puesto, pero ahí está presente en nuestra existencia.

Al fin y al cabo es un comienzo, es una historia como tantas otras, es un viaje, que nos permite regresar en el tiempo, regresar a un futuro presente.

INTRODUCCIÓN

Acariciando la idea de obtener el resultado deseado con este objetivo que ha esperado tanto, ofrezco, simplemente pasajes, ideas que van y vienen, imágenes que intentaré plasmar o describir, reflexiones, mensajes en channeling, sensaciones físicas y nasales, sí, nasales, pues mi nariz me indica cuándo tengo que actuar de manera diferente, cuándo debo realizar un trabajo especíco personal, a la persona que está frente a mí, a alguien más, o simplemente que he atrapado la gripe.

Conectando mis sentidos a otro plano, a ese mundo que algunos no logran ver ni percibir, hay imágenes, sensaciones que aparecen y en mis sueños, cada vez más información, trabajos nocturnos, mi alma que pasea en ese mundo maravilloso, mi esencia que disfruta de esos viajes repletos de nuevas experiencias, de magníficas labores, de enseñanzas miles para ser compartidas.

Sé que desde hace mucho debí hacerlo pero ignoraba cómo transmitir todo ese mundo, ese conocimiento que va más allá de la capa de costumbres quebrándolas, cambiándolas, omitiéndolas.

Finalmente, el momento ha llegado, pues todo está escrito en nosotros mismos, las memorias conservadas durante todo este tiempo vivencial ha quedado inscrito en nuestra memoria, nuestro cuerpo, sólo que hemos olvidado descifrarlo, hemos ocultado ese saber hacer, ese conocimiento, esa sabiduría.

Todos podemos alcanzar niveles altos de consciencia, que podrían permitirnos ir más lejos en el entendimiento; sólo está dormido y ha empezado, desde hace algunos años atrás, el momento de despertar, de accionar y regresar a nuestro origen, recordar lo que en realidad somos, aceptar nuestro pasado e integrarlo como parte de nosotros; es un arduo trabajo pero bien vale la pena intentarlo, pues la recompensa es enorme.

Una serie de recomendaciones precisarán la creación de cada método personal, ustedes lo adaptarán a su forma de ser, lo importante es 'despertar' los sentidos y crecer.

PRESENTACIÓN

Cuántas veces hemos pensado en detener el tiempo o de atraparlo de nuevo, nos hemos lamentado de no haber realizado la gran parte de nuestros proyectos con la gran excusa de no haber tenido el tiempo. En la actualidad solemos decir, realmente no me he dado el tiempo de ... pues creemos estar más conscientes de que una parte del tiempo, si no es que en su mayoría, nos pertenece.

Ciertamente creemos vivir el presente cuando el presente forma ya parte del pasado y el futuro, ah! el futuro! ... no nos da tiempo ni siquiera de visualizarlo cuando ya estamos en él y nuestros objetivos viajan conscientes en ese lapso de espacio, en ese momento, en ese tiempo.

Intentaré regresar al pasado, léase presente pasado para regresar al futuro, un futuro que tememos, un futuro que creemos lejano, y por esa razón no lo visualizamos y no nos damos ese tiempo ni el mérito para llevarlo a cabo.

Intentaré regresar al presente, un presente en el que nos cuestionamos y sobre todo hacemos hincapié en las actitudes de nuestros semejantes, pues resulta más cómodo que hacer el esfuerzo de autocriticarse y resolver ese pasado, pasado a veces tormentoso, otras veces incambiable; pero que de una u otra manera nos afecta para arribar a nuestro tiempo presente, léase futuro, en algún segundo de tiempo posterior.

En ese tiempo honoro mis raíces, adoro mi existencia, mejoro mi camino; esa es mi integración.

Realizaremos juntos un viaje increíblemente majestuoso que nos llevará al mismo punto de encuentro:

regresar al futuro

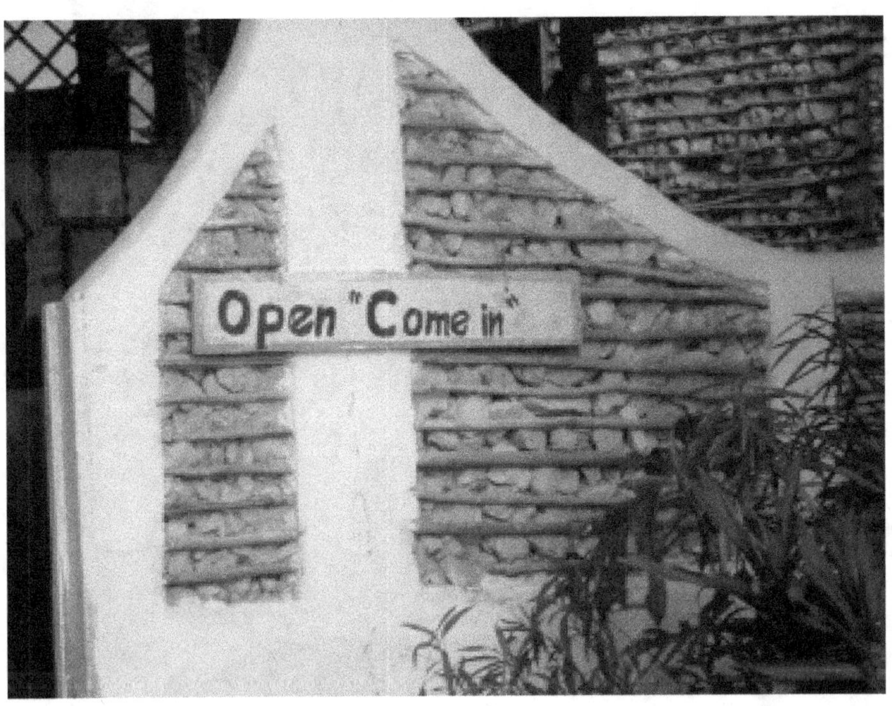
Open "Come in"

VIDA

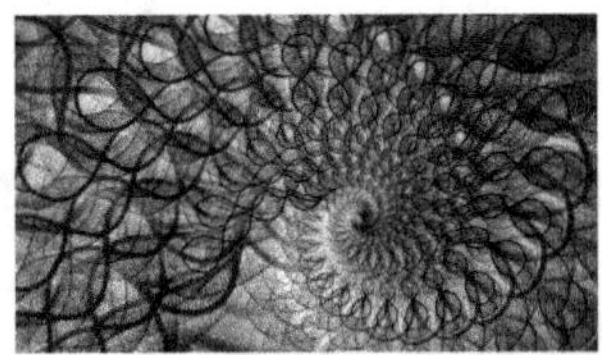

Inicio de un infinito, el comienzo de un ciclo, el despertar de una consciencia, la llegada de un alma, la magia de la existencia, ser, estar, respirar, unificación de cada elemento material, espacio-tiempo que utilizamos para la creación.

El término *vida,* proveniente del latín: vita, desde el punto de vista biológico, es lo que nos distingue de las otras vidas naturales. Implica las capacidades de nacer, crecer, reproducirse y morir, y a lo largo de sucesivas generaciones y/o vidas, evolucionar. A pesar de que no puede indicarse con precisión, según las búsquedas y hallazgos, indican que la edad de la tierra se estima en aproximadamente 4.54 millones de años; la vida en nuestro planeta, se presume que ha existido por aproximadamente 3700 millones de años, en donde la primera evidencia indisputable de vida y cuyas huellas fósiles más antiguas datan de al menos 3,5 millones de años.

Científicamente, podría definirse, como la capacidad de administrar todo lo que forma parte de la integración corporal a una forma que se ha adaptado a los cambios producidos en su medio durante su larga trayectoria, sin que exista una correspondencia directa de causa y efecto entre quien administra los recursos y el cambio generado en ese ser.

Abarca una serie de conceptos del ser humano y su entorno relacionados, directa o indirectamente, con una existencia deseada o no.

En el ser humano, desde hace algunos siglos, la vida comienza con el nacimiento, veámoslo como un ciclo natural "forzado".

La lógica humana es: si de hecho existe el hombre y la mujer, es porque ya en el término hay diferencia, y por supuesto que físicamente también. Así que, esa diferencia física permite el acoplamiento de los seres humanos, pues, "para eso están hechos".

Resultado de esa unión, si por supuesto no utilizan los contraceptivos adecuados, pues será un bebé y ¡oups! en la gran mayoría de los casos, *un bebé no deseado*, no planificado, ¡aún con los anticonceptivos que premeditadamente se utilizaron!

¿Qué sucede?, pues que si en ese momento es un obstáculo a nuestros planes, nuestros proyectos, nuestro futuro ya visionado de otra manera, entonces, quizá, decidirán el aborto, generando, en algunos casos, una gran culpabilidad personal por haber sido partícipes de un acto *no aceptado* socialmente, ya que forma parte de creencias, costumbres y religiones que, de alguna manera se oponen restringiendo ciertos actos; aunque no todas las mujeres se ven afectadas por la culpabilidad de la misma manera, y me refiero a las mujeres pues, son las más afectadas en este tipo de circunstancias.

Otras, se verán "forzadas" a casarse o a unirse por ese bebé. Otras ante la negación de compromiso de la pareja, decidirán tenerlo solas, y otras quizá lo han buscado porque así lo decidieron desde el inicio, tener un bebé para no estar solas en la vejez.

¿Es que en algún caso ven o perciben la consciencia?

En algunos casos generales, son conscientes de los abortos, pues para ellos no era el momento, aunque desearan enormemente tenerlos, la situación de "creación" no fue suficiente ni respalda sus anhelos y sueños; simplemente no era la manera ni el tiempo. Durante años han cargado una culpabilidad, que con trabajos personales han eliminado, sobre todo con aceptación de los eventos y de circunstancias buscadas como patrones establecidos.

Estos comentarios no quieren decir que estoy a favor del aborto, en todo caso no lo defiendo, aunque muchas veces es lo mejor para ese nuevo ser, además, él es quien decide venir o no, a pesar de la decisión que podamos tomar antes y/o después de su llegada.

Esta es una muy breve introducción para el punto a donde quiero llegar pues, lo mejor está por venir.

Cuando la pareja crea el bebé en consciencia y con la espera de que *probablemente* habrá un resultado a esa unión física y también, como resultado de una etapa biológica prescrita, ya que en términos generales es una de las etapas inminentes de la evolución humana; este hecho cambia definitivamente el sentido de la creación y el nacimiento, en pocas palabras de la vida.

Si buscamos quedar embarazadas porque sentimos que es el momento, porque nuestra percepción e intuición indican que debe realizarse y que estamos preparadas emocionalmente, físicamente, psicológicamente y demás, para dar vida a ese ser, es el conjunto perfecto, pues ella, esa alma que espera posicionarse en ese seno maternal también estará dispuesta a dar el todo por el todo para su llegada.

Cuando la noticia de embarazo es anunciada se desencadenan emociones miles en cuestión de segundos, y esas emociones son transmitidas "energéticamente" a esa materia que apenas se forma; transmitiendo incluso, desde antes de su concepción, el motivo de su presencia y el deseo o no de su formación y llegada a término.

Existen libros que hablan sobre estas almas que se reencarnan, que expresan que desde muchos meses de antelación, ya han escogido a sus padres, su familia. Ellos nos eligen desde mucho antes que nosotros pensemos en traerlos al mundo.

Antes de nacer, somos almas situadas en otro plano dimensional que, escogemos a las personas que serán nuestros progenitores físicos, nuestros padres, probablemente porque existe un lazo de mucho tiempo atrás y es el momento del encuentro repetitivo de alguna u otra manera, o porque es el momento de presentarse para mostrar los cambios que deben realizarse en todos los ámbitos posibles.

Esos lazos creados en un tiempo pasado se vuelven presentes en un futuro ya marcado y anunciado.

Meses antes de la concepción, hemos decidido y escogido el lugar, la fecha, la familia, el momento de venir y hacernos visibles y tangibles en este planeta.

Incluso existen ejercicios para llamarlos cuando la pareja ya está convencida, cuando están decididos a darle la bienvenida a esa personita pues es el "buen momento". También las almas de estos bebés rondan incluso antes de haber tomado la decisión, pues para ellos es el momento adecuado.

Cuando son los dos, la pareja, sea del sexo que sea, los que han decidido comenzar a formar una familia, es porque esta alma que vendrá los ha escogido y se "ponen de acuerdo" para el mejor momento de su llegada, ¡todo está previsto!

No hay nada a la coincidencia, ¡el azar no existe!

Los hechos, eventos, circunstancias, encuentros, todo tiene una razón de ser, todo tiene una explicación, aunque no con la visión común y corriente del humano, miles de pretextos nos damos para aletargar ese momento y quizá el más recurrente es, ¿cómo hacer frente a la nueva situación económica que se presenta?, sin embargo, en ocasiones no nos cuestionamos tanto y pensamos que, si no hay trabajo, por ejemplo, ¡pues ni modo, ya veré qué podré hacer!, todo tiene solución menos la muerte ... y así. Incluso en las peores condiciones existen los seres más brillantes y bellos de todo el planeta; seres que proporcionan lo necesario y mucho más que eso, nos dan las enseñanzas para crecer.

Somos en verdad tan poderosos y no nos hemos dado cuenta!

En esta parte de la teoría del origen, les anuncio **CODVI**, que más que un método, es una filosofía de *vida en consciencia*.

El ser padres, el tomar la decisión de devenirlo, tampoco es por azar; estas almas que nos rodean, nos escogen, después de un análisis profundo: ¿es que son las personas adecuadas para mi evolución?, ¿podrán proporcionarse mutuamente lo necesario para ello? ¿podré ayudarlos a avanzar con mi llegada?

Ellos también deciden si se reencarnan o no, normalmente las almas no toman posesión enseguida de ese feto que se está formando, esperan, esperan y en el séptimo mes entran a ese cuerpecito, creando así una mayor comunicación física con los padres; hay más movimientos, más presencia.

Entre tanto, durante los meses anteriores incluso a la concepción, ya están merodeando a los prospectos. Cuando la fecundación se lleva a cabo, la evolución es solamente material, física, es la creación a semejanza de nosotros mismos; ¿es que acaso les es conocido el dicho de: *han sido creados a semejanza nuestra?*, en la biblia existen pasajes con respecto a este tema, concretamente en el génesis, donde se explica, teológicamente hablando, la creación de la humanidad.

Una fórmula interesante:

$$hombre + mujer = unificación$$

El alma que nos da la verdadera vida, esa, es el ser energético que todos poseemos con todas las ventajas que ello implica, y también las desventajas de ignorarlo o de mal utilizarlo.

Y el ser fue creado, y la vida existe desde hace millones de siglos atrás, cada ser fue evolucionando de acuerdo a su hábitat, y se fueron generando nuevas especies, con los desplazamientos ~forzados o no~, hubo modificaciones en cada ser, lo que nos ha dado una gran variedad de flora y fauna, especies raras, incluso la humana.

Esa ha sido la parte evolutiva de los seres en este planeta, y la tarea de evolucionar positivamente, en la buena dirección, con todas las memorias activadas, es de nosotros mismos. Encontremos nuestra consciencia que está perdida en alguna parte, unifiquémosla, integremos nuestro cuerpo y alma, eso nos ayudará a encontrar la verdad de las cosas, eso nos orientará a la búsqueda que debemos realizar, las pistas que debemos seguir para, finalmente, encontrarnos a nosotros mismos, osemos regresar al futuro, remontemos el tiempo, activemos nuestra memoria anciana, reintegremos nuestro conocimiento, nuestra experiencia, y descubriremos ese famoso secreto del origen de la vida.

Si tan sólo tomáramos consciencia de nuestro presente individual, evitaríamos tantos recovecos que nos llevan a la obscuridad latente de nuestra propia alma.

La vida está presente en el universo, somos nosotros quienes la modificamos en positiva o negativa, nuestras acciones diarias transforman el resultado, recordando que somos energía y que la energía se transforma con movimiento modificando así también la materia.

Cada quien fluctúa a su nivel, y depende de cada quien elevarse o disminuir aún más.

La maternidad en consciencia da una mejor vida a los nacidos, además, es lo que esperan de nosotros para darles la oportunidad de crecer, evolucionar y enseñarnos, pues ellos se hacen presentes para que nosotros aprendamos de ellos y no a la inversa como suponemos.

La vida, ahí está frente a nosotros, el resultado que de ella obtenemos somos nosotros los únicos creadores de ello; no culpemos al vecino, verifiquemos en nuestro interior nuestras fallas, nuestros errores y nuestros horrores también, pues la perfección no existe, habrá por siempre un trabajo a realizar para colmar el vacío de lo inerte.

La diferencia es realizar nuestras actividades en consciencia de la repercusión que tendrán en nosotros mismos, pues ello será proyectado hacia los demás.

Creando cada quien su realidad afecta la realidad de otros cercanos o no, de hecho aún sólo con el pensamiento, afectamos a los demás, tomemeos en cuenta que nuestros pensamientos son acciones, así que, reflexionemos antes de pensar y actuar.

He alcanzado una parte de mi misión, he logrado avanzar y creer en que yo soy quien construye mi camino.

Hoy puedo decir, vida nada me debes, vida estamos en paz.

VIDA

Te llamo vida, aún estás presente
siento cómo recorres mi cuerpo, mi mente,
mi universo entero, estás ahí,
te siento, te tengo y te llamo … vida.

Desconecto mis sentidos, y
en ese « vacío », vacío pleno,
te encuentras culminando mi tiempo
entretejiendo minutos, segundos.

Te llamo, te siento, te percibo dentro,
culminando mis rincones,
ingresando a mis vacíos,
Estás ahí; presente, te siento.

No importa en qué momento,
no importa en qué tiempo,
pasado; presente futuro …
te llamo, seguirás presente y te llamo vida.

UNIVERSO

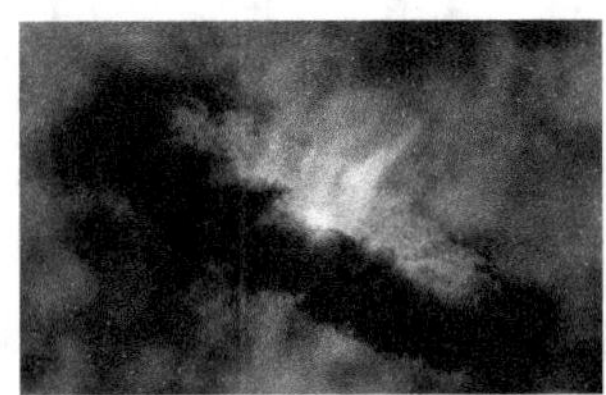

En el inicio de nuestro planeta, existía la naturaleza, las estaciones del año, la flora y la fauna, que nos proporcionaron alivio en todo momento, si estábamos hambrientos, de fiesta o simplemente contentos y satisfechos de estar vivos. Formábamos parte de uno mismo.

Con el paso, y sobre todo, en el proceso del tiempo, existieron personajes dignos de ser escuchados, leídos y seguidos, pues otorgaron innumerables aportaciones científicas; sólo que, estúpidamente deformamos esa información queriendo utilizarla para beneficio de algunos cuantos y para objetivos específicos que cambiaron completamente la esencia de la causa, el origen de una teoría lejos de querer divulgar y transformar al ser humano.

Sin embargo, eso fue lo que sucedió, y nos vemos envueltos en un consumismo que desborda toda posibilidad de avance, toda posibilidad de vida en armonía.

Cuando al principio todo era sencillo, diremos, clásico y sin problema alguno, pues nos adaptamos a lo que el universo nos proporcionó, simplemente vivimos con lo que teníamos al alcance de nuestra mano, generando métodos para facilitar la vida que era ardua y difícil, no existía la moneda, todo lo existente era equilibrado entre el universo y el humano.

Las flores y árboles mantenían su ritmo de crecimiento y nos daban frutas, legumbres; flores, aromas, colores y texturas NATURALES, sin agregados culturales ni artificiales que modifican su esencia.

Con los animales tanto era la veneración hacia ellos que cuidábamos nuestra alimentación, si cazábamos una gran bestia, era el festín, si era pequeña pues nos ajustábamos a la captura sin que ese fuera el objetivo principal de nuestra alimentación, simplemente éramos conscientes de nuestros actos con los efectos positivos que ésto conlleva.

Eliminábamos la vida de la flora y la fauna equitativamente, de acuerdo a nuestras necesidades, sin más ni más. En la actualidad hemos sido "educados" a comprar, guardar y consumir, y si se echó a perder pues ¡ahí está el supermercado más cercano para la substitución del artículo! y nuestra moneda también forma parte de ese círculo vicioso ... en fin.

Al exterior de nosotros, tenemos objetos que conforman la materia del lugar donde nos encontramos, con formas, colores, sonidos, movimientos, pero, si les dijera que también son parte de la energía, ¿qué pensarían?

Todo lo que nos rodea es un holograma de lo que queremos ver, de lo que queremos tener, de alguna manera tenemos que "materializar" esa energía que nos rodea, de lo contrario no estaría presente.

La educación forma parte de ese "ocultismo" de hechos reales y no quiere decir que ir a la escuela es negativo, simplemente tomar lo que mejor nos convenga de acuerdo a nuestras necesidades y proyectos.

Existen ciertas personas que, de hecho, no permiten que sus

hijos vayan a escuelas para estudiar, ellos les enseñan lo necesario para sobrevivir en la urbanidad, sin embargo, sus enseñanzas van más allá pues comparten el contacto con la naturaleza, el realizar actividades que disfrutan, despiertan su creatividad aumentando así sus capacidades cognitivas y especiales. Su niñez es mucho más feliz y placentera, llegando a realizar, en ocasiones, grandes científicos, pensadores o filósofos.

Dejar nuestro mental a un lado, para así, llegar más lejos.

MI UNIVERSO

Somos parte entera de un conjunto,
integrantes con lazos entre ellos,
lazos que existen invisibles,
invisibles para algunos, la energía,
energía que nos forma y nos entorna.

Formas proyectadas,
proyectos deformados por humanos,
humanos que formamos uno solo,
uno solo, que universo le llamamos.

REALIDAD

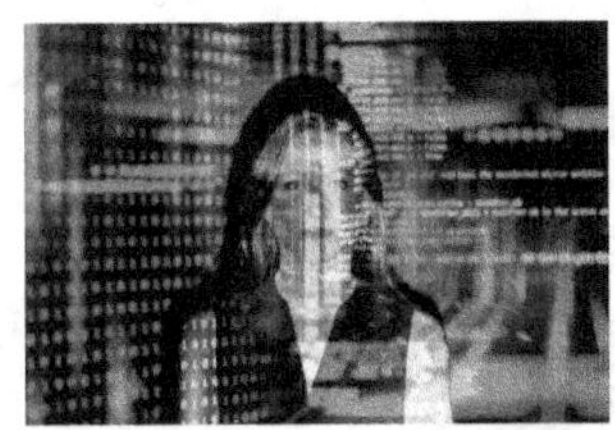

La realidad puede ser deformada por todos los medios, y nosotros ni siquiera lo sentimos, es triste, cuando tenemos y podemos ampliar nuestras capacidades para determinar la verdad y distinguir la mentira y lo irreal de LO QUE ES en verdad.

Me hace recordar un film *"Wag the Dog"* es una película de Estados Unidos de 1997, dirigida por Barry Levinson y escrita por Hilary Henkin y el afamado novelista David Mamet. Protagonizada por Dustin Hoffman, Robert De Niro, Anne Heche, Willie Nelson y Denis Leary.

En Latinoamérica se distribuyó con el nombre de *"Escándalo en la Casa Blanca"* y/o *"Mentiras que matan"*, en España se dio a conocer como *"La cortina de humo"*, donde el argumento es que pocos días antes de unas elecciones, los oponentes políticos del presidente sueltan la noticia del abuso sexual del presidente sobre una menor que visitaba la Casa Blanca.

La estrategia para eludir el escándalo es levantar una *cortina de humo*: inventar una guerra con un país prácticamente desconocido y no muy importante para la mayoría del pueblo estadounidense, Albania.

Dustin Hoffman estuvo nominado como mejor actor en 1998 para el Premio Oscar; esta película fue verdaderamente 'escandalosa' ya que su estreno coincidió con el punto más caliente del Caso Lewinsky y una nueva intervención de Estados Unidos en el Golfo Pérsico.

Igualmente otro film titulado *"Green Zone"* con el actor Mat Demon, en el que figuran el acontecimiento de una guerra para ocultar una verdad.

Finalmente, el discernimiento de lo real está en nosotros mismos, y si dejamos que la influencia exterior ronronee en nuestro mental - inconsciente, terminará por cubrir nuestra verdad con un velo tan espeso que seremos ciegos eternamente.

Esa es la realidad en la que nos encontramos desde hace ya muchos años atrás, dependerá de nosotros **despertar** y hacer lo necesario para salir de esa trama holográfica que nos encapsula para mantenernos cautivados en su red.

La comunicación directa y real es con el universo, él tiene todas las respuestas a nuestras preguntas; así como nuestros ancestros adoraban al sol, la luna, la lluvia, los dioses naturales y que estuvieron presentes, y digo adoraban pues son simplemente parte del universo, de la naturaleza, que sin ellos no existirían los cambios de estaciones, las transformaciones naturales que ayudan a que el ecosistema se regenere. Era una manera simple de venerar lo que tanto nos otorgaba. Sus conocimientos aprendidos o innatos fueron su base de supervivencia, su realidad próxima y vivencial en su día a día. Sabiduría olvidada y que a paso lento comienza a ser retomada.

En nuestro planeta y aún más allá, han existido ciclos, y hasta la fecha es así que funcionamos, ciclo de vida, ciclo de transformación y ciclo de renacimiento, ciclo de siembra, la energía es una y solamente se transforma, y transforma así a la materia.

El universo cambia, cambiando nuestro planeta, cambiando así a todo ser viviente y a todo objeto inerte o no, porque somos energía y todos vivimos de ella y con ella diariamente para movilizarnos, para generar un simple pensamiento, un sólo movimiento.

Si creamos la unificación de nuestra materia con el Universo, estaremos en contacto y concentrados a un solo fin, ESTAR y SER.

Nuestro planeta está en deterioro día a día, a causa de nuestra irracionalidad e inconsciencia, proporcionémosle la oportunidad de hacerlo cambiar y de cambiar con él, por el bien de todos.

Creamos el lazo de unión entre nuestra existencia y la continuación de nuestra especie, así como la duración de nuestro universo que aún tiene mensajes y cosas a describirnos y decirnos.

Permanezcamos anclados en la tierra para afrontar la realidad que nos ciega, para disminuir el peso de la cotidianidad, de la rutina que asesina y nos robotiza cada vez más.

Así como respiramos por nosotros, para encontrarnos nuevamente, respiremos por ella, por nuestra madre Tierra, que aún está presente, para que en consciencia le ayudemos a pasar este cambio, este difícil proceso; el fin de este ciclo que nos dará la oportunidad de vislumbrar todo de una manera diferente, observando con claridad y sintiendo con amor todo ese paraíso que está a nuestro alcance, ofrezcámosle lo que deseamos tener, lo que queremos obtener para nuestros descendientes, amemos y perdonemos, pues sin ello, no existiremos, ni siquiera ella misma.

Para obtener un anclaje les sugiero la siguiente meditación, que con práctica podrá también ser realizado en cualquier lugar y a cualquier hora, ayudándonos a mantener la cabeza sobre los pies y los pies sobre la tierra, creando así un vínculo infinito, pues si generamos esa consciencia de unión, ella, nuestra madre Gaïa, nos proporcionará todo, todo lo que necesitamos en armonía y sin perjudicar a terceros.

Reencuentro

CODVI REENCUENTRO

Sentados y completamente relajados, coloquen sus pies bien fijos en el suelo, las piernas un poco separadas para crear el equilibrio de la parte inferior del cuerpo. La columna vertebral derecha, inclinando un poco la cadera hacia adelante, lo que va a permitir mantener el equilibrio de nuestra parte superior del cuerpo, coloque las manos en la parte exterior de los muslos; bajen los hombros, sin tensión, su cuello soporta su cabeza, y se imaginan un hilo que la sostiene por la coronilla, elevando un poco el mentón, busque la posición la más apropiada para que no existan tensiones y en la que se encuentre completamente cómodo.

Concéntrese en su respiración, cerramos los ojos. Inhalamos por la nariz y exhalamos por la boca. Repetimos varias veces, hasta lograr la concentración óptima, sin pensamiento.

Nos situamos en el bosque, un bosque repleto de árboles y de animales diversos, los pajarillos que cantan para saludarnos y darnos la bienvenida revolotean en su entorno.

Caminamos con los pies descalzos, sintiendo la frescura de la tierra, de la hierba húmeda que entra en contacto con nuestros pies.

Observamos a nuestro alrededor e intentamos percibir los olores, los sonidos y las sensaciones que procura el contacto con la naturaleza.

Luego, entre los árboles presentes, imaginemos que hemos encontrado uno gigante, con un gran tronco, bello follaje y unas raíces inmensas.

Intentemos ver hacia dónde se encuentra el sol, demos la cara a sus rayos poderosos y coloquemos nuestra espalda sobre el tronco del árbol escogido, de cara al sol, abracémosle colocando nuestros brazos alrededor suyo, el árbol se encuentra detrás nuestro, con una sensación profunda de protección y seguridad, de acompañamiento.

Ahora que estamos unidos, sientan que de sus pies surgen raíces, raíces que se unen a las del árbol, que guían su camino hacia el centro de la tierra. Esas raíces crecen cada vez más y más, alcanzando dimensiones maravillosas, sus raíces son fuertes, pero al mismo tiempo flexibles para atravesar el camino forjado hacia el centro de la tierra, déjelas crecer y avanzar.

Una vez que éstas han llegado al centro de la tierra, concéntrese en su respiración, y ahora respire por ella, por nuestra madre Tierra, ella necesita esta fusión y de hecho, nosotros también.

Pasadas algunas respiraciones conscientes, dénle las gracias por haberle permitido compartir esta experiencia y haberle abierto sus puertas para este ejercicio, las raíces que usted ha creado, comienzan a tomar el camino de regreso, con dulzura y amor, hasta que de nuevo ustedes vean sus pies.

> *Tome consciencia del bien que le proporciona el apoyo de su espalda en el árbol, agradézcale también su presencia, su protección en este viaje.*
>
> *Despacio, quite sus brazos del tronco del árbol, agradezca también al sol que ha iluminado este momento divino, ahora comience el camino de regreso a casa. Sienta la humedad en sus pies.*
>
> *Concéntrese en su respiración, en su posición sobre la silla, el peso de su cuerpo, y poco a poco comience a mover sus extremidades, a bostezar, a estirarse y cuando sea el momento justo para usted, abra sus ojos.*

Si hubo sensaciones, colores, formas, olores, anótelo, esto va a permitirle llevar un registro de sus avances y descubrimientos.

También puede realizarse en vivo y en directo, es decir, en la naturaleza, la experiencia será aún más reconfortante, placentera y mágica.

RECONCILIACIÓN

Compañeros eternos somos, ¡oh, amigo mío!
nuestros codos se han tocado en el camino
y yo, yo he tomado un sendero oscuro,
no te percibo más al lado mío.

Creadores somos de nosotros mismos,
vigilantes hemos estado por siglos,
y ahora, ahora no vigilo más
soy yo quien te ataca.

Muestra nuevamente tu sendero,
acompaña de nuevo mi camino,
ilumina mi consciencia con tu estrella,
guíame por siempre con tu sol.

Perdona mi pasado,
observa mi presente,
construye mi futuro
ayúdame a regresar al futuro.

Reconforta mi alma con tu compañía,
dosifica el dolor y la pena que me embarga,
elimina todo aquello negativo, que,
en su momento, nubló mi vista,
calló mi voz, ensordeció mis oídos,
nubló mi alma.

Fúndeme en la realidad,
llévame a la consciencia pura,
tiendo mi mano, somos uno y
unidos vamos.

Une los tiempos, une las almas,
une las vidas, une el espacio,
que no quede vacío inhabitable,
que todos reconcilien,
que todos reconcilien.

Seamos uno en la existencia.

AQUÍ Y AHORA

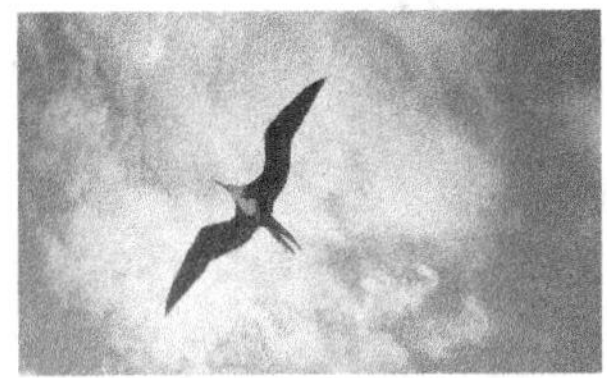

¿Por qué se dificulta tanto el vivir el momento presente?

Considero que es porque nuestro mental toma el poder y nos desvía entre tantos deberes y falsas creencias, el mental manejado desde hace siglos, ha sido modificado para "pensar" en lo que vendrá, en lo que será si realizamos o no una acción; analizamos las consecuencias de ellas, y la mayoría de las veces, mejor no las hacemos por temor a molestar, a lastimar o simplemente postergamos nuestros mejores y mayores anhelos, pues, después habrá tiempo para ello.

Les diré que ese es el peor de los errores que podamos realizar y además el peor que podamos aceptar…

Es algo así como dejar de respirar pues el aire se terminará…

¿Estarían dispuestos a ello?

Yo no, pues si respiro significa que estoy viva, y si lo hago conscientemente, significa que estoy a otro nivel de consciencia que puede elevarme aún más. No, no renunciaré a respirar.

Cada instante es valioso pues me ha proporcionado la oportunidad de llegar hasta aquí, me ha proporcionado la capacidad de discernir y de terminar el dictado mental con un sueño espiritual, ahora. Valoro lo mucho que poseo, y no hablo de lo superficial, de lo material, hablo de mis sentidos, de mi cuerpo físico que me da señales y mensajes para realizar los trabajos necesarios para avanzar, avanzar en consciencia dejando atrás todo aquello que me perturbó, que me lastimó y que ha quedado atrás aunque integrado como base de la experiencia adquirida, formando parte del pasado, pasado que ha servido a colaborar a esta apertura ideológica y espiritual, que me ha ayudado a reencontrarme.

Vivo cada momento como si fuera el único, aprendo cada instante, hasta de la lluvia que me acaricia, del sol que se esconde entre las nubes, de esa llamada telefónica insistente para vender productos ~aunque me moleste~, de la lectura continua que me aporta nuevas enseñanzas, nuevos soluciones a paradigmas, escucho los sonidos que me transportan, que me envuelven en otra época y en otro tiempo, disfruto todo, completamente todo.

Les invito a intentarlo, a vivir cada segundo como si fuera el último, cada experiencia como si fuera la mejor de su vida, intenten algo diferente, intenten cambiar el rumbo de sus pasos, atrévanse a vivir algo nuevo, atrévanse simplemente a vivir plenamente y en consciencia.

Lo difícil es salir del círculo de costumbres y de confort, es lo que conocemos y sabemos cómo actuar en circunstancias determinadas, todo está ya aprendido y en memoria. Romper el esquema para liberarse de esa botanga que portamos, eso es lo que nos da miedo pues fuera de ella no sabemos qué habrá y qué podremos hacer en situaciones desconocidas. ¡Hay aue atreverse sin miedo y sin pena!

Despéguense de esos pensamientos basura, de ese mental latente y desastroso, de esas reflexiones sin sentido, de ese ¿qué dirán?.

Las sonrisas se devuelven automáticamente cuando salen del corazón.

Las miradas tiernas ofrecen el mejor y mayor de los mensajes que un juego electrónico.

Las palabras de amor tienen mejor efecto que el mejor de los discos que podamos ofrecer o escuchar.

Intenten soñar y atrévanse a realizar sus sueños, vayan tras ellos, persíganlos hasta lograrlos; si deben realizarse, el universo se encargará de otorgárselos en el momento preciso, en el momento que ustedes estarán preparados para asumirlo.

Si aún en el trayecto continuamos con la misma rutina, la misma gente, el mismo empleo, es, quizá, porque necesitamos de esa experiencia para que terminemos por comprender el motivo de nuestra existencia, la consciencia no se compra ni se come, tampoco se juega, se construye, se practica y se integra.

Intenten escuchar, intenten observar, intenten comunicar, intenten amar ...

PRESENTE

Difícil de vivirlo en el momento inmediato,
olvido forzado en el segundo pasado,
cada instante, cada segundo, cada respiración,
es un presente, es en el presente,
es un momento de nuestra vida que respira,
vive y expira.

ENERGÍA

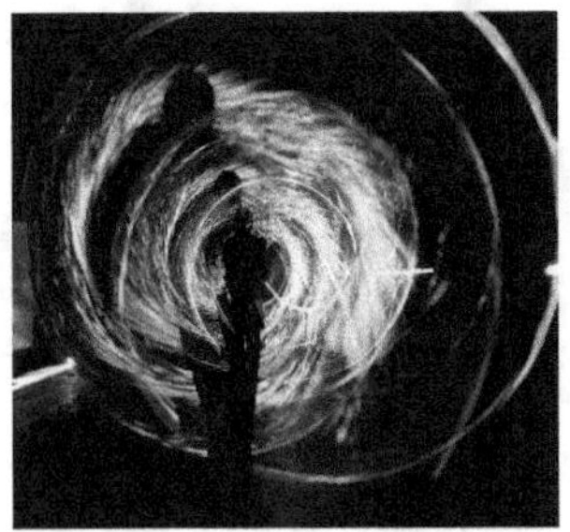

Al mirar a nuestro alrededor se observa que las plantas crecen, los animales se trasladan y que las máquinas y herramientas realizan las más variadas tareas. Todas estas actividades tienen en común que precisan del consumo de la energía. Estamos en constante movimiento y cambio.

La energía es una propiedad asociada a los objetos, materias y substancias y se manifiesta en las transformaciones que ocurren en todo objeto, en la naturaleza y en el ser humano, incluso los no presentes.

La energía es uno de los conceptos básicos de la física, notablemente utilizado en la ecuación de la célebre fórmula de Albert Einstein:

$$e = m \times c^2$$

En donde **e** representa la energía, **m** la masa o materia y **c** la velocidad de la luz.

La energía se manifiesta en todos los cambios físicos, por ejemplo, al elevar un objeto, transportarlo, deformarlo o calentarlo; con el simple hecho de verlo o tocarlo, ya ha sido transformado, son energías que fluctúan y se interrelacionan entre ellas.

La energía está presente también en los cambios químicos, como al quemar un trozo de madera o en la descomposición de agua mediante la corriente eléctrica; al agregar un otro medio que tiene la fuerza física, realiza una transformación química, es un conjunto de "materias" que aplicadas una a una transforman el elemento.

El **Principio de conservación de la energía** indica que *la energía no se crea ni se destruye; <u>sólo se transforma</u>* de unas formas a otras. En estas transformaciones, la energía total permanece constante; es decir, la energía total es la misma antes y después de cada transformación. Se modifica cada vez que entra en acción con otra energía u otra materia.

Una explicación simple del concepto, es:

fuerza - acción - trabajo - resultado.

El término energía también está relacionado con la idea de una capacidad para obrar, transformar o poner en movimiento.

En física, «energía» se define como la capacidad para realizar un trabajo. En tecnología y economía, «energía» se refiere a un recurso natural ~con la tecnología e instrumentos que ello implica~ para obtenerla, transformarla y darle un uso industrial, económico o comercial.

Tema controversial y que ha generado infinidad de experimentaciones para probar "científicamente" que efectivamente ésta existe y de lo que es capaz; cuando, de no ser por ella, no podríamos mover ni un dedo, no podríamos sentir, ni observar, fácil, no existiríamos.

Nosotros mismos somos energía, dentro de nosotros existen

formas protodóricas ~este tipo de formas tienen su origen con el arte egipcio caracterizado por la construcción de columnas de ocho o dieciséis caras o lados~, que podemos decir, son minúsculas conexiones filiares que nos dan impulsos de movimiento. Somos toda una red energética que nos conforma y que utilizamos y, si dibujamos ese tipo de forma vista desde arriba, ¡sorpresa! tenemos un diamante...

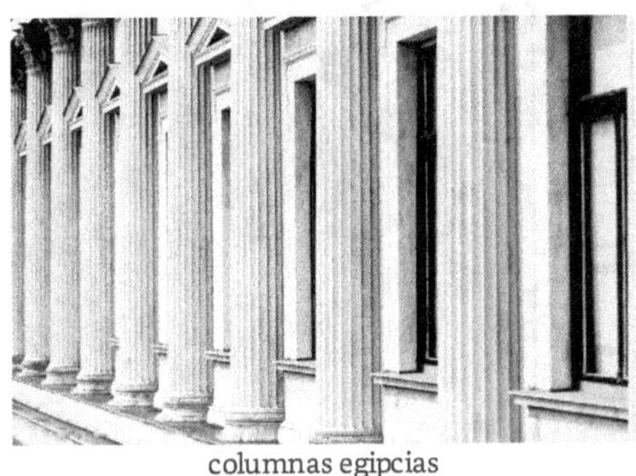

columnas egipcias

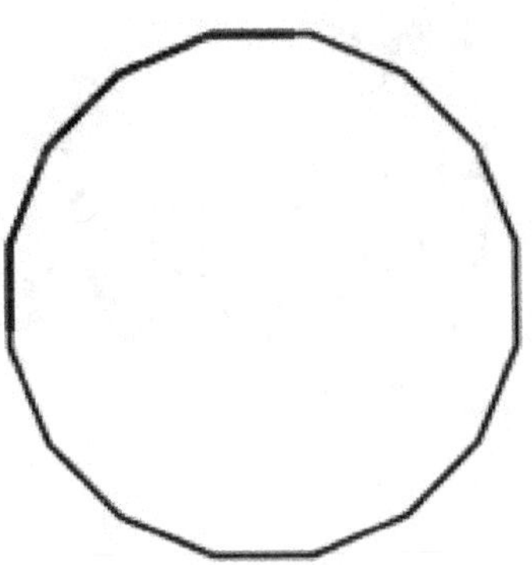

forma protodórica (hexadecágono)

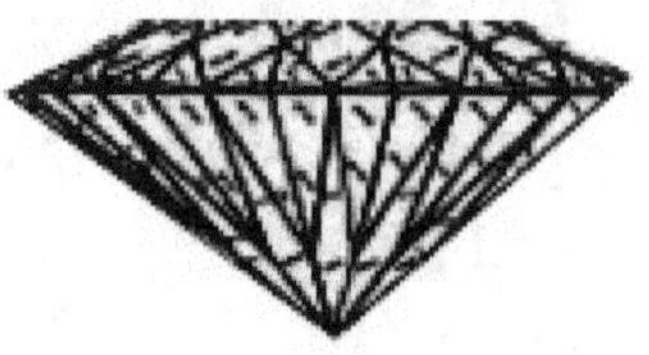

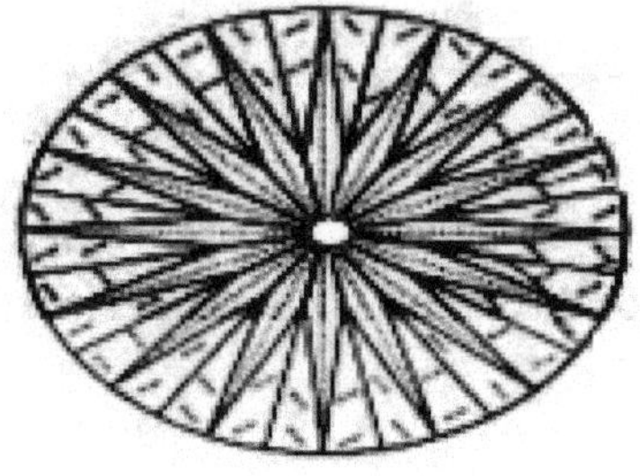

diamante 16 carats

Y el diamante visto desde arriba, nos da la bella forma de "La flor de la vida", tema que trataremos en otra ocasión.

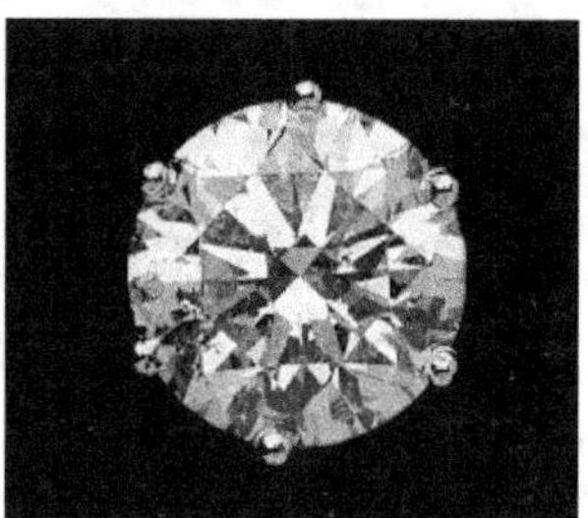

diamante vista aérea

Además, existen teorías que dicen que todo lo que vemos, todo objeto y ser tangible y existente, son sólo producto de nuestro mental, pues como seres humanos, somos como Santo Tomás, hasta no ver, no creer …

Lo que quiere decir que nosotros mismos creamos y damos formas a esas materias que nos rodean, pero que en realidad, no existen, son sólo energía transformada por nuestro deseo inminente de "creer" que lo material existe, ¡nada más!

¡Somos geniales! ¿verdad? tenemos ese gran poder sólo que no vemos más allá de lo que puede existir sin ser tocado o visto.

De repente les sucede que, cuando están concentrados en algo o en alguien ~a veces a mí me sucede~, ¿ven como luciérnagas que se pasean en su entorno? son muy brillantes, con luz azul - plata, ¡es un verdadero espectáculo!

Pues quiero decirles que eso, ¡es energía! no son visiones a causa de mareos, de presión arterial baja, o lo que me digan, ¡es energía pura hecha realidad!

Segundos después de esa visión, porque dura sólo algunos segundos desafortunadamente, estoy renovada completamente, me cambia todo y estoy al cien por ciento en todos los aspectos.

También me ha sucedido que, observando algún objeto veo los destellos que emite, es decir, una parte de su energía; ¡me encantaría ver que eso! ¡todo en energía! debe ser un acontecimiento mágico, inigualable, inolvidable e indescriptible.

No me cuestiono tanto como los cartesianos, sin ofenderlos, pues cada persona escoge y decide qué hacer y qué crear en esta vida; sólo que no me pregunto ¿de dónde viene? ¿para qué sirve? ¿por qué? simplemente la dejo fluir en mí, **unificándome**.

Comparto con ustedes un ejercicio que me abrió a ese mundo, literalmente hablando, pues al realizarlo, terminé como el Hombre de Vitruvio, brazos abiertos y elevados, piernas abiertas y fijas al piso, formando una grandiosa X, pero ¡qué grandiosa experiencia! terminé llorando primeramente de miedo pues era algo nuevo y desconocido, después de ese momento, mi vida cambió por completo.

Recientemente he investigado aún más acerca de este Hombre de Vitruvio, y todo indica que es mucho más majestuoso, exacto y misterioso de lo que parece, y grosso modo, es más que un simple dibujo sin importancia.

En fin, es en este episodio en que ingresamos a la parte práctica, ahora concentrémonos en el siguiente ejercicio.

Bola Mágica

CODVI BOLA MÁGICA

Fije su atención en sus manos ... elévelas al nivel de su pecho, preste atención a sus movimientos en el espacio, el aire que desplaza, haga algunos gestos, lentos, regulares, como si estuviera espantando un insecto que pasa frente a usted, sólo que con suavidad, y en uno de esos movimientos, sus dos manos se acercan una de la otra, y, se encuentran en el trayecto, juntándose ...

Va a frotar sus dos manos vigorosamente, las palmas de las manos una contra la otra, durante quince a treinta segundos aproximadamente ...

Aléjelas ... y aproxímelas ... lentamente, con un movimiento de va y viene ... hasta sentir una presencia en medio de ellas, como una bola de energía ...

Pruebe haciendo movimientos laterales con las manos y sienta cómo se desplaza en su camino esa sensación de portar algo entre ellas ...

Sea atento a estas nuevas sensaciones ...

Esté completamente perceptivo a sus sentidos ... tome algunos minutos para intentar definir eso que usted siente ... no se preocupe por no saber si es el fruto de su imaginación o no, y sepa que la energía de cada persona vibra con su propia frecuencia ... es en este preciso momento que usted constata que usted es más que su piel, más que su cuerpo ...

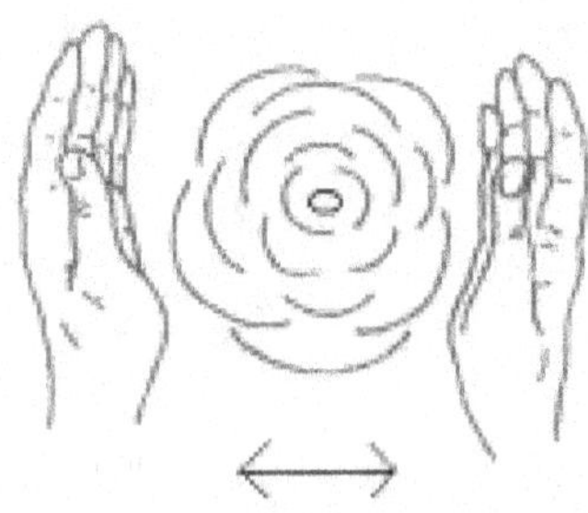

Es ahora cuando surgen infinidad de preguntas aún sin respuesta, es ahora cuando todo lo imposible se convierte en posible, esas ideas locas, esquizofrénicas y paranoicas que a veces nos atacan, es ahora que, quizá, podamos abrirnos a otras posibilidades, por mínimas que éstas sean, sentimos que están presentes, sentimos que ahí están, sentimos que existimos de otra manera.

INTEGRACIÓN

Puntos luminosos que se pasean sin cesar,
sensación de un espacio vacío repleto,
chispas generadas entre cuerpo y agua,
energía libre y pura.

Como el aleteo de una mariposa,
una acción, miles de consecuencias,
la unificación entre seres,
la unión entre un todo.

Un boomerang se va y regresa
creando su lazo y su secuencia,
repercusión de un todo,
a una mayoría, consciencia colectiva?

Y, qué tanto me afecta la colectividad
en mis andares, decisiones y existir?
Qué tanto puedo yo afectar ese resultado?
Mi integridad, ella es mi aliada.

Mejor compañera fiel, no existe,
entera estoy, integrada soy,
es la fuerza movilizada en energía
que me hace cambiar a la alborada.

MATERIA

Materia es todo aquello que tiene una masa y se encuentra localizado en nuestro espacio, es todo aquello que posee una cierta cantidad de energía y está sujeto a cambios en el tiempo, transformaciones y a interacciones con aparatos de medición.

Se considera como materia a todo aquello que forma parte de los objetos perceptibles o detectables. Es decir es todo aquello que ocupa un sitio, un lugar en el espacio, que se puede tocar, se puede sentir, se puede medir, que está presente.

Si esta materia tiene masa y tiene un lugar en el espacio, significa que se puede medir, que son cuantificables.

Todos los objetos inanimados, todos los seres vivos que nos entornan, tangibles o no, están hechos de materia.

Cada uno tiene una composición específica, de dos o varios componentes, a esta cantidad de materia se le conoce como **masa**. Esta masa tiene la capacidad de quedar inerte o generar resistencia si en algún momento es sometido a una fuerza. Esta fuerza, dentro del campo de gravedad de la tierra, se denomina **peso**.

El **volumen** de un cuerpo es el lugar o espacio que éste ocupa.

Existen cuerpos de diversos tamaños, formas, colores y sabores.

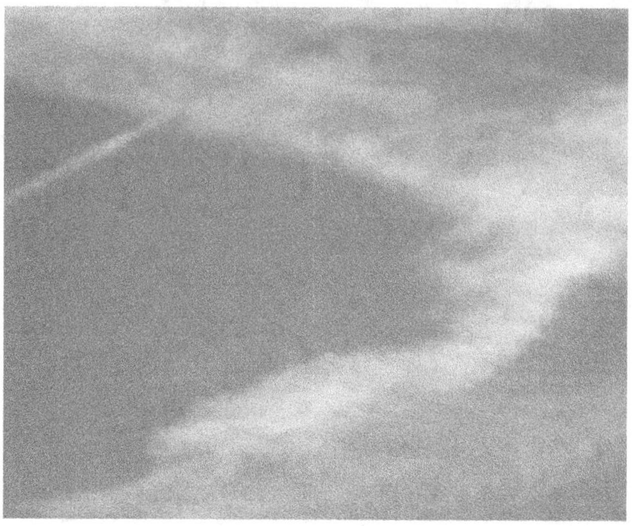

Hasta las nubes también son materia

Cuando hayamos conocido, trabajado y aumentado
todas las capacidades extrasensoriales, podremos hacer
desaparecer la materia y esfumar los muros.
Ese día seremos libres.

Composición de la materia

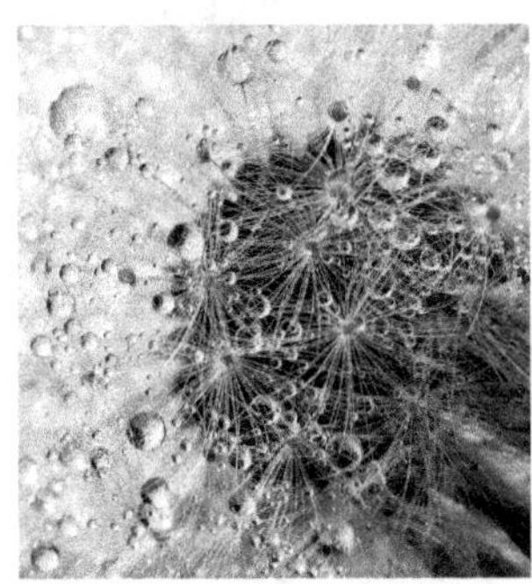

La materia está integrada por átomos, partículas diminutas que, a su vez, se componen de otras aún más pequeñas, llamadas partículas subatómicas, las cuales se agrupan para constituir los diferentes objetos. Con lo que podemos decir que el átomo es un constituyente de la masa ordinaria, con propiedades químicas bien definidas.

Un **átomo** es la **menor cantidad de un elemento químico** que tiene existencia propia pudiendo entrar en combinación con otros y que además es indivisible. Está compuesto por un núcleo, su centro, en el cual se encuentran los protones y los neutrones rodeado de electrones. Cuando los protones del núcleo es igual al de electrones, el átomo se encuentra eléctricamente neutro.

Algunos científicos soportan el hecho de que toda materia contenida en el Universo fue creada en una explosión denominada Big Bang, que es un modelo cosmológico que describe como fué el origen y evolución del universo, al parecer esta explosión desprendió una enorme cantidad de calor y de energía, y convirtió finalmente en **átomos** que integran el Universo en que vivimos.

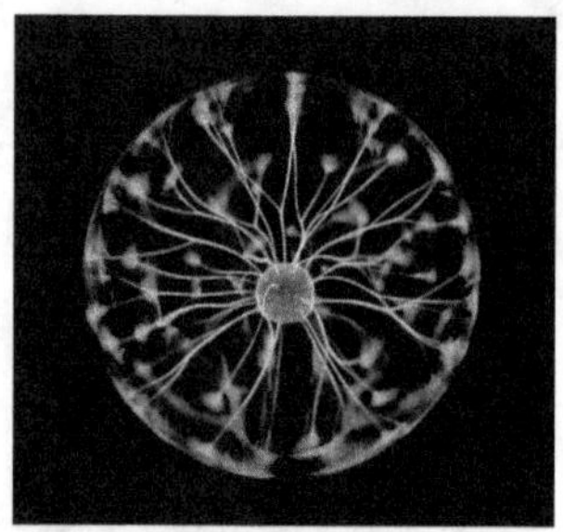

Los átomos se combinan formando moléculas.

Una **molécula** es un conjunto de varios átomos unidos por enlaces químicos. La molécula es la estructura de base de toda materia.

Este párrafo es incluído el veinte de marzo del dos mil catorce, una vez que el capítulo en referencia había sido terminado.

En este capítulo les hice conocer la teoría del BIG BANG, y una nueva noticia ha sido publicada ayer referente a esta teoría, así que lo integró aquí.

Ayer han informado que basados en los escritos experimentales de Albert Einstein, donde en sus ecuaciones de la relatividad general adiciona una constante cosmológica, prediciendo la existencia de ondas gravitacionales que alteran la temperatura y que esa temperatura excesiva generó el famoso y grandioso momento del big bang ~explosión cósmica que dio nacimiento al universo~ ha sido encontrada en una parte bien determinada en el espacio, dando indicios de esa teoría y confirmando esa inflación cósmica.

Ahora, por supuesto que van a profundizar más en las experiencias de laboratorio para determinar las causas que generaron esa explosión e intentar juntar los pedazos de la teoría para descubrir el origen de nuestro mundo que van a delimitar el rumbo a seguir.

¿Es que quizá el universo es el origen de una fluctuación del vacío cuántico, donde en el mismo vacío aparente ~ existe materia y energía ~ se crean partículas diferentes con temperaturas que aceleran su formación?

Esto es a grandes rasgos, la introducción hacia la existencia "científica" de toda materia que hoy en día está visible. El tema para los amadores de las fórmulas ~física, matemáticas, química entre otras~, los invito a hacer sus propias búsquedas para, quizás, llegar más lejos de los niveles hasta ahora trabajados y descubiertos.

En este tema mencionaré de igual manera la teoría del hoyo negro que también está incluído en el capítulo de la **física cuántica**, ésto es por la relación que tiene con el inicio vivencial galáctico y humano formado por átomos.

El físico teórico, astrofísico, cosmólogo y divulgador científico británico Stephen William Hawking demostró varios teoremas importantes acerca de la ocurrencia y geometría de los agujeros negros.

Al igual que Nassim Haramein que en sus investigaciones sobre los agujeros negros afirma que: *"Vivimos dentro de un agujero negro al que llamamos universo"*

Composición de la materia: el átomo

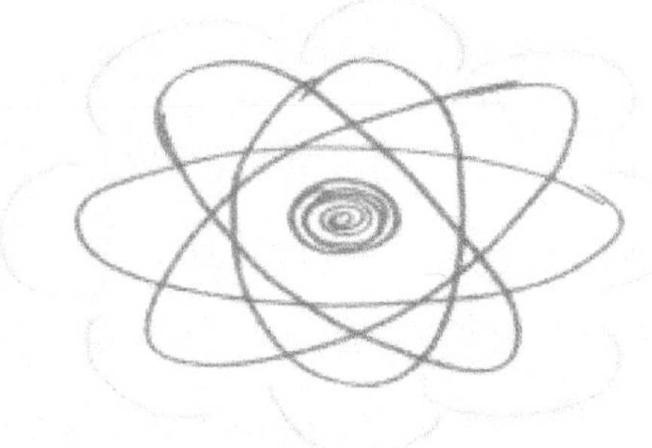

¿QUÉ SOY?

Un conjunto de seres atrapados en el tiempo,

envueltos con un saco llamado cuerpo,

pleno de partículas y átomos, pleno de energía,

con siete nombres, con siete potencias,

integrando cada elemento a su espacio y tiempo,

dan como resultado la unificación del ser, y,

ese ser, soy yo.

NATURALEZA

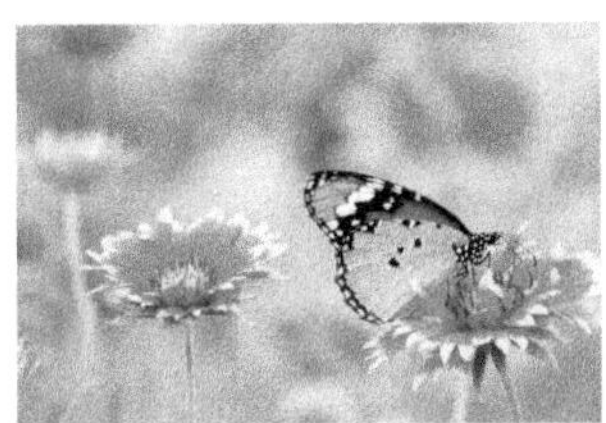

La naturaleza ha existido desde hace siglos y siglos detrás de nosotros, y durante ese tiempo se ha transformado, "sin pensarlo" solo actúa de acuerdo a lo que se presenta a su exterior.

Es un gran campo energético y de sabiduría en el que podemos y debemos recargarnos y aprender. La observación nos ayudará a determinar esos cambios en ella y en nosotros mismos, con el paso del tiempo.

Tenemos la oportunidad de realizar y tomar buenas acciones y actitudes hacia ella, eso se verá reflejado en nosotros mismos y, además, en los seres a venir.

Aprender a comprenderla es comprender a los seres.

La naturaleza es nuestro reino, nuestro cuna, nuestra amiga y única familia, cuando logremos interaccionar con ella sin dañarla, ese será el efecto espejo que se proyectará en nosotros mismos.

Es tan maravilloso lo que nos rodea, que encontré mejores palabras descriptivas que las mías.

Tal como describe *Fenelon* en una redacción en su libro *Tratado de la Existencia de Dios (1712)*:

> *"No puedo abrir los ojos, sin admirar el arte que eclata en toda la naturaleza. El mínimo vistazo es suficiente para percibir la mano que hace todo".*

LA TIERRA

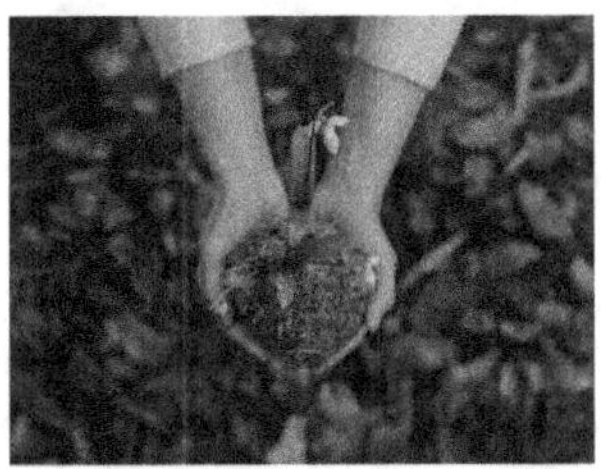

Quién ha suspendido este globo que llamamos tierra? Quién ha echado sus cimientos?

Al parecer nada hay más vil que ella; los más infelices la pisotean, y en realidad se emplean los más grandes tesoros para adquirirla.

Si fuese más dura, el hombre no podría abrir su seno para cultivarla; si fuese menos dura, el hombre no podría sostenerse sobre ella, se hundiría en todas partes como se hunde en la arena o en el barro.

Del seno inagotable de la Tierra sale todo lo que hay de más precioso. Esta masa uniforme, vil y grosera, toma las formas más diversas, y ella sola da, alternativamente, todos los bienes que le pedimos. En un sólo año produce más, botones, hojas, flores, frutos y semillas.

Nada la agota; mientras más desgarran sus entrañas, más liberal es ella. No se resiente de vejez; siempre se muestra pródiga en tesoros. Mil generaciones han pasado a sepultarse en su seno; todo envejece, excepto ella, que rejuvenece en cada primavera.

No falta nunca a los hombres; pero los hombres se faltan a sí mismos cuando descuidan su cultivo. Por su pereza y sus desórdenes dejan crecer los zarzales y las espinas en lugar de los viñedos y de las mieses. Los conquistadores dejan intacta la tierra, por cuya posesión han hecho perecer millares de hombres y han pasado su vida en una terrible agitación.

Los hombres tienen delante de sí tierras inmensas que están vacías e incultas, y no obstante, transforman al género humano por un rincón de esa tierra tan descuidada.

La tierra, si estuviese bien cultivada; alimentaría cien veces más hombres que los que ahora alimenta. La misma desigualdad del terreno, que a primera vista parece un defecto, se convierte en adorno y en utilidad.

En los valles profundos se ve crecer la fresca hierba que alimenta los ganados. Cerca de ellos se abren astas campinas revestidas de ricas mieses. Aquí se elevan colinas, como anfiteatro, coronadas de viñedos y de árboles frutales. Allí altas montañas elevan hasta las nubes su frente nevada, y los torrentes que de ellas se desprenden son el origen de los ríos. Las rocas, que muestran sus cimas escarpadas, sostienen la tierra de las montañas con los músculos son sostenidos por los huesos del cuerpo humano. Esta variedad forma el encanto de los paisajes y, al mismo tiempo, satisface las diversas necesidades del hombre.

No hay rincón de la tierra, por ingrato que sea, que no tenga alguna utilidad.

Integremos nuestro ser con la naturaleza y sintamos ese gran poder que ejerce en el ambiente, es una unión sagrada, ella está ahí para colmarnos de amor y cubrir necesidades fundamentales como por ejemplo, respirar. Seamos gratos con ella, demos respeto y amor, el boomerang que viene se hará sentir en muchos aspectos.

LAS PLANTAS

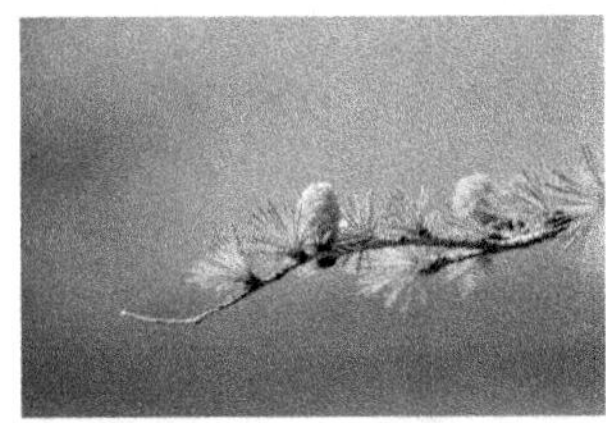

Todo lo que la tierra produce , se corrompe, entra en su seno, y deviene el germen de una nueva fecundidad. Así ella retoma todo lo que ella ha dado, para darla de nuevo. Así la corrupción de plantas, y los excrementos de los animales que alimenta, la nutren y perfeccionan su fertilidad. Así mientras ella da más, ella toma más, y ella no cesa jamás, previniendo que sepamos en su cultura, darle lo que ella nos ha dado. Todo lo que de ella viene, todo regresa y nada se pierde. Todas las semillas que ella nos da, regresan a ella y se multiplican. Confiemos a la tierra los granos de trigo; en el proceso de putrefacción, ellos germinan; y esta madre fecunda nos da con creces más de espigas que ella recibió en granos. Escarbe en sus entrañas, encontrarás la piedra y el mármol para grandes y maravillosos edificios. Pero ¿quién es quien ha encerrado tantos tesoros en su seno a condición de que se reproduzcan sin cesar? Vean cuántos metales preciosos y útiles, tantos minerales destinados a la comodidad del hombre.

Admiren las plantas que brotan de la tierra, ellas nos otorgan alimentos saludables, y remedios naturales para las enfermedades. Sus especies y sus virtudes son innumerables.

Con su maravillosa y gran colaboración hemos logrado existir en este planeta, hemos evolucionado juntos, todos somos seres vivos y las plantas tienen mucho que enseñarnos y nosotros demasiado aún por aprender.

La naturaleza es nuestra madre, nos da la vida, nos alimenta y morimos en ella; es el momento de crear consciencia que ella siempre ha estado y estará para nosotros y de la misma manera debemos formar parte de su ciclo de vida.

LOS ANIMALES

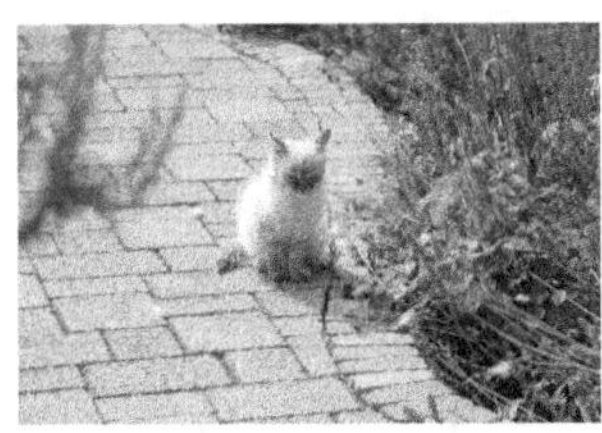

Forman parte de los seres vivientes más tenaces, inteligentes y sensibles, constituyendo así a un reino que reúne a un gran grupo de seres vivientes.

En la actualidad su existencia ha sido modificada por el humano y no por ello dejan de darnos lecciones inmensurables de quiénes están en realidad presentes en el planeta, quién es el peor depredador, aquel criminal que destruye todo lo que toca por su transformación terrenal y caótica; cuando el humano consciente puede devenir un dios regenerador como, Shiva, que en el marco del **hinduismo**, es uno de los dioses de la **Trimurti** ('tres-formas', la Trinidad hinduista), en la que representa el papel del dios que destruye y renueva el universo, junto con **Brahmá** (el dios que crea el universo) y **Visnú**. Dentro del **shivaísmo** es considerado el **dios** supremo de India.

Debemos recordar que una de las teorías del inicio es que existe la posibilidad que nuestro origen sea anfibio, formando parte del reino animal y del círculo de vida, sólo que, en nuestra evolución, perdimos la consciencia y la bondad, volviéndonos esclavos de nosotros mismos.

Si destruímos a un semejante ¿cómo es posible que se busque y se desee la vida eterna?

Entre menos salvaduardemos los animales, el canibalismo humano continuará acrecentándose. Hemos perdido la esencia del respeto, ¿el motivo? hemos perdido el respeto por nosotros mismo y nos hemos dejado llevar por la ambición y la avaricia creyendo que eso es estar bien y aún mejor.

La libertad debe ser nuestro presente inmediato.

CONSCIENCIA

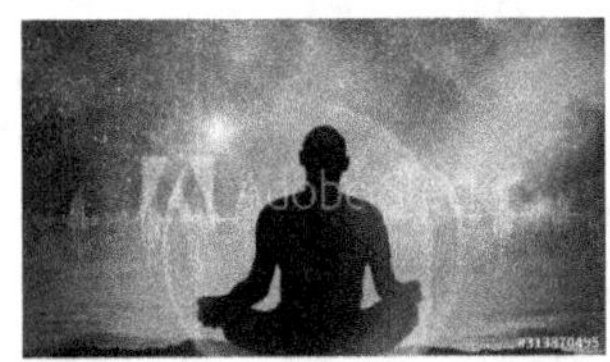

Antes de comenzar, hablaremos de la definición de **consciencia** para estar en la misma frecuencia, así que según el Diccionario de la Real Academia Española, es la capacidad del conocimiento que el ser humano tiene de sí mismo, dc sus actos y reflexiones, de su propia existencia, del estado en que se encuentra y de lo que hace; entre ellos, los más frecuentes son:

- Hace referencia a un **conocimiento interior** del bien o del mal.

- Un conocimiento **reflexivo** de las cosas.

- También se refiere a la **actividad mental** a la que sólo puede tener acceso el propio sujeto.

Donde cada quien elige consciente o inconscientemente lo que mejor le convenga para juzgar de esta manera sobre su visión y reconocimiento de "ver" las cosas.

Y cómo lograr un nivel de consciencia óptimo? Estar presente en cada instante de nuestra existencia. El momento presente es de suma importancia y una manera de ejercitarse es con la meditación diaria, con las dinámicas de respiración cada vez que nos sea posible realizarlas, o, aún más simple, estar presentes en cada uno de nuestros actos, no con el pensamiento sino con el corazón y nuestra alma.

La consciencia, en el contexto budista, significa factultad de discernimiento o percepción; no sólo indica la consciencia en vigía, sino también la energía y capacidad interna que nos dirige.

La atención plena acerca de la realidad de las cosas, si nos mantenemos en el momento presente, es una especia de antídoto para vencer la codicia, el odio, el engaño, la ilusión.

Aprendamos a mantenernos presentes en nuestras rutinas diarias, que, no por el hecho de ser rutinas, significa que no debamos dedicarles nuestra energía y presencia, no somos robots, somos seres humanos que, mientras más nos acerquemos a nuestras funciones corporales, sensaciones, percepciones, más adentraremos el camino de la iluminación interna con una consciencia tranquila y plena.

¿Conciencia o Consciencia?

Al estudiar las definiciones de la palabra me he percatado que, básicamente, el mismo término posee dos acepciones.

Por un lado, hace referencia a un sentido moral, entendiendo a la *conciencia* como la capacidad de distinguir entre lo bueno y lo malo. En las oraciones que pertenezcan a este caso, la forma correcta de escribir es utilizando "conciencia".

Ejemplo:

Mi conciencia me dice que ... debo comportarme de tal manera.

Me remuerde la conciencia!

Por otro lado, la **consciencia** también se le utiliza cuando se expresa una reflexión de las cosas.

Ejemplo:

Estoy consciente de mis actos.

Sin embargo, cuando se pretende utilizarlo en el sentido de tener la percepción o el conocimiento de algo, el Diccionario Panhispánico de Dudas, prescribe que es posible emplear ambas formas de escritura.

Ejemplo:

El vecino, luego de mucho tiempo, tuvo *conciencia/consciencia* de la gravedad de la situación.

Tengo *conciencia/consciencia* de que estudiar esa carrera universitaria, supondrá un gran sacrificio.

La palabra **conciencia** proviene del latín "**conscientia**" que significa conocimiento compartido y **consciencia** es el conocimiento que se tiene de sí mismo y de lo que nos entorna.

Cuando hablamos de consciencia hablamos del hecho de estar en el momento presente, es escudriñar en nuestro interior para obtener confirmación de hechos, de bases; es como una computadora, la prendemos, si manejamos una clave de acceso se la proporcionamos, para tener acceso a toda la información contenida en el disco duro y obtener también información del exterior, como del web, los videos por ejemplo, las búsquedas continuas que nos sacan de dudas, después tenemos varias opciones:

1. la leemos y la eliminamos

2. la leemos y la guardamos en nuestro disco duro o en memoria externa

3. la leemos y la imprimimos

4. Guardamos la página en nuestros favoritos

y digo la leemos cuando la mayoría de las veces sólo le "echamos un vistazo".

Y luego, ¿qué sucede? quizá con un poco de suerte recordaremos lo que buscamos y también lo que hicimos con la información obtenida, pero ¿cuantas veces lo recordamos? ¿es que acaso reflexionamos sobre el tema? las probabilidades son mínimas, simple y sencillamente porque la información hizo su transferencia por todos los medios posibles pero en nuestra memoria no ancló.

Quizá recordemos con otro tanto de suerte en dónde la guardamos, aunque la mayoría de las veces tenemos que buscar casi en todos los archivos posibles para dar con ella, ¿cierto?

El momento presente es verdaderamente estar ahí, presente,

abrir nuestros sentidos y dejar que nuestro cuerpo capte esas sensaciones, quizá nuevas para algunos, conocidas para los avanzados, aquellos que ya han comenzado un trabajo personal.

Nuestro cuerpo es el disco duro, es el CPU (Central Processing Unit), y todo, absolutamente todo lo que captemos con él, quedará registrado, grabado en nuestra memoria corporal, psíquica y en una partición oculta de nuestra inconsciencia.

Todo nuestro cuerpo nos hablará y nos dirá lo que ha guardado y la manera en que nos ha afectado emocionalmente, creando sensaciones físicas diversas y sentimientos innumerables por cada acontecimiento vivido.

De ahí surgió lo que ahora llamamos y conocemos como descodificación biológica, nuestros recuerdos olvidados se "guardan" en nuestra memoria y nuestro cuerpo nos habla y nos da indicios de lo que podemos y debemos trabajar para nuestra recuperación física y consciente para así obtener una salud física y mental satisfactoria, llegar a la obtención de un mejoramiento y bienestar total y completo.

Cuando decimos que debemos estar en nuestro momento presente es porque el segundo pasado quedó ahí en un pasado que quizá fue el segundo o el tercero o el cuarto...

Nuestro momento presente es tan valioso como el último modelo de computadora o notebook o teléfono portable al último grito de la moda o con mayor capacidad de almacenamiento o mayores aplicaciones a ejecutar, nosotros podemos estar también al último grito de la moda, en vanguardia, siempre, depende de nosotros el mantenerla actualizada, pero sobre todo depende de nosotros el saber cómo queremos estar, qué estamos dispuestos a realizar para llegar y lograr nuestro objetivo.

Hemos estado condicionados a la facilidad de las cosas, a obtener la mayoría de lo que queremos con un simple apretón de dedo en algún botón o en icono, la facilidad ha tomado su prioridad con la simple justificación de ganar tiempo, extraño, pues el tiempo no existe y es el tiempo que nos presiona, bueno eso es lo que nos han hecho creer y lo que nos conviene creer para estar e ir mejor en apariencia.

La facilidad en el ser humano es buscar la justificación en otro lado, es mejor juzgar y criticar al que está frente a nosotros, o quizá ya ni esté en este plano físico y material, pero ¿qué sucede cuando alguien nos hace una observación o una crítica constructiva?, ¿cómo reaccionamos?, la aceptamos en ese momento pero después ¡cuidado con la persona que osó decirnos algo semejante y además en perjuicio de nuestra identidad!

No somos capaces de interiorizar esa observación porque nos ha lastimado, nos ha herido y preferimos volcar esa impotencia de cambiar aquello que nos hará mucho más bien que todo el medicamento, alcohol u otro sustituto que podamos tomar, nos cuesta tanto trabajo aceptar que efectivamente tenemos un lado tenebroso, obscuro, débil, y que además en nosotros está la clave para equilibrarlo.

Me he encontrado con personas que quieren obtener resultados sin mover un dedo, como si yo soy la poseedora de una varita mágica con estrella en la punta y que con mis palabras mágicas *¡pucutum!* *~expresión personal ~*, todo será dicho y hecho y eso no es todo, además la gran mayoría desea un cambio gratuito, ¡pero si hasta el mismo diablo efectúa intercambios, por dios!, si existen problemas monetarios yo propongo un trueque, si el ofrecimiento es válido de acuerdo a mis necesidades se acepta, si no, pues entro en esa parte del sistema que sugiere que pagar por un servicio crea la conciencia de que la persona realmente hizo un trabajo para su bienestar, aunque no lo crean, mientras un servicio es gratuito, menos consciencia hacemos y *no nos funciona,* culpando por supuesto al terapeuta insolente que no sirvió para nada, sólo para perder el tiempo ...

Mientras estemos más presentes y conscientes de nuestro AQUÍ y AHORA, más posibilidades tendremos de avanzar por el buen camino, el rumbo del conocimiento propio, el reconocimiento de nuestra personalidad verdadera, el encuentro de nuestra esencia pura y cristalina.

Nadie es más ni nadie es menos, todos somos iguales, hechos de la misma materia energética, todos tenemos el mismo origen, nuestra madre tierra, ella que nos ha mantenido por siglos y siglos, ella que nos dado los mejores paisajes y vistas de otras galaxias, de otros planetas, además hasta ahora es la única que porta LA VIDA en ella, y es un gran regalo para todos nosotros.

Retomando el tema de la consciencia, les propongo una meditación que en lo personal, yo adoro y que, además con una práctica cotidiana podrán estar conectados con ustedes mismos, ser más abiertos a las posibilidades y sobre todo que generan un lazo de aceptación y amor hacia ustedes mismos.

Hagamos la prueba...

5 Minutos

> ### *CODVI 5 MINUTOS*
>
> *En un lugar tranquilo, donde se encuentren en calma, donde por supuesto sólo están ustedes, sin persona que pueda distraerlos ni aparato que pueda sorprenderlos, ni siquiera el timbre; en la posición que ustedes deseen, ya sea de pie, sentados, acostados, hincados, no importa cómo...*
>
> *Van a tener la osadía de regalarse <u>cinco minutos</u>...*

> *Con los cuales harán absolutamente* <u>NADA</u>, *ni*
>
> *siquiera pensar, sólo respirar naturalmente…*
>
> *Pasados esos cinco minutos, se reintegran a sus actividades normales.*

Si tuvieran cinco minutos para hacer absolutamente nada diariamente, sin movimiento ni palabra alguna, sólo que esos cinco minutos por poner una base de tiempo, **son dedicados a ustedes mismos**, si me responden que bien podrían tomar una siesta de cinco minutos, les diré que es una falsa salida, es huir de una realidad presente, y que forma parte de una desvalorización personal.

Hemos sido condicionados a ser bebés eternos con las funciones propias que le corresponden al nacer: dormir-comer-dormir, ah sí y llorar de vez en vez para llamar la atención de los padres que deben alimentarles o cambiarles el pañal, pues imagínense que ese es el método clásico aprendido desde hace muchos años, la realidad es que el dormir ayuda a la regeneración física y un bebé lo necesita más que un adulto, en el sueño nos conectamos a nuestro mundo subconsciente en donde tenemos acceso a información vasta y precisa ~a veces con ayuda para descifrarla~.

La alimentación no siempre es necesaria en un adulto, si tomamos en cuenta que el alimento es energía y que nosotros somos energía, pero bueno, es lo que se dice de alimentarnos con el prana, sólo que yo misma no he llegado a ese punto por ahora, en fin, el bebé pide ser alimentado para estar en contacto con la madre, sentir su olor, sentir su presencia, sentir y escuchar el latido de su corazón, sentir su amor, de ahí la importancia de darle el pecho a los bebés.

Sin esas dos actividades las realizamos en consciencia, es decir, diciéndonos que son un método de renovar nuestras fuerzas, de comenzar nuestras actividades con mejores expectativas, de demostrarnos que somos capaces de darnos ese momento de placer y descanso con un objetivo concreto y preciso, estar y ser mejor.

Estar conscientes de que esas dos actividades serán el esfuerzo que nos dará la recompensa de un bienestar más elevado; ahora bien, imagínense lo que sucederá si somos conscientes de todas las actividades que realizamos día a día, ¡incluso en nuestro sueño! ¡veinticuatro horas del día durante siete días de la semana! les aseguro que los resultados se verán en muy corto tiempo.

El hecho es, de dormir para que nuestro cuerpo descanse y recupere fuerzas para el siguiente día no de dormir porque ¡al día siguiente *"tengo"* que trabajar! ¿Notan la diferencia en la formulación? en la primera frase voy a dormir motivada al avance por el otro día, con la segunda frase, ¡hasta el hecho de ir a dormir me provoca cansancio y pesadez! Hagan la prueba, ésto es estar en consciencia con positivismo.

Para la alimentación es el mismo procedimiento, es el hecho de consumir alimentos sanos, y los no sanos también pero sin exagerar, comer para estar y sentirnos bien, no porque tenemos que comer porque la comida está hecha, o comer frente a la televisión pues, ponemos más atención a lo que anuncian que a lo que comemos y nos alimentamos en el vacío, sólo acumulamos lo que ingerimos; sucede lo mismo cuando platicamos hasta el cansancio mientras comemos, tanto que es imposible saborear los platillos deliciosos que hemos preparado, para platicar existe la sobremesa, con un rico café expresso o un digestivo culminando con una buena compañía, ¡es verdaderamente delicioso!. En cada bocado intenten sentir las texturas, adivinar los ingredientes que la conforman, su consistencia, eleven el funcionamiento de las papilas ¡que para eso están ahí!

Pueden hacer lo mismo con todos los demás sentidos, formulen decretos que les ayuden a despertar los sentidos, que les permitan estar más activos, ver no es lo mismo que observar; oír no es lo mismo que escuchar; tocar no es lo mismo que acariciar; oler no es lo mismo que percibir; como ejemplos: toco la puerta, acaricio tu cabello; huelo tu ropa pero percibo aún detrás de él, tu aroma; veo un objeto, sin más ni más, observo con detenimiento los detalles que le rodean; oigo ruidos, escucho el viento soplar, escucho los grillos cantar, escucho el vaivén de las hojas que el viento acaricia a su paso ...

La experiencia hasta ahora adquirida, me ha llevado a crear mi método terapéutico, que, más que un método es una filosofía de vida, es el adoptar actitudes y habitudes diferentes, y que lleva por nombre **CODVI ~ *Consciencia de Vida* ~** y que representa el estar consciente de nuestro presente, el estar en conexión con uno mismo, en la causa - efecto que ocasionan nuestros actos, conscientes de lo que podemos realizar, conscientes de lo que realmente somos, de lo que tenemos, y no hablo de lo material, hablo de nuestro cuerpo, este holograma que nos da respuestas a nuestras peticiones, señales cuando algo cambia en nosotros, avisos de que algo hay que hacer para contornear el camino, somos magia pura y solamente estando conscientes de lo que somos, conscientes de nuestro presente podremos avanzar en serenidad, con un conocimiento profundo, mismo que aprenderemos en el trayecto a descifrar y comprender, aunque debemos estar concientes que toma su tiempo, y que cada quien tiene un reloj biológico, un momento de existencia y aceptación que marcará el final del camino.

La consciencia en nosotros mismos nos llevará a la consciencia pura, a la consciencia de nuestra madre tierra, nos unirá a ella y comprenderemos muchas cosas más, por el momento, el hacer consciencia de nuestro hoy es ya un gran paso.

Conéctense a sus sentidos, conéctense a ustedes mismos.

Generemos un nuevo lazo consciente con todo lo que nos rodea, aprendamos a leer sensaciones fuera de lo común, comprendamos el silencio, escuchemos la música de las aves y del viento, colmemos nuestra presencia de aire renovado y puro.

La naturaleza es nuestro mejor aliado para ello, aprendamos de nuevo a convivir, respetar y amar a todos los seres que, por ello están presentes en nuestra existencia, de hecho ellos fueron quienes contribuyeron a nuestra creación.

Cada planta, cada animal, cada bacteria, cada piedra, cada gota, cada ser por más minúsculo que sea fue nuestro predecesor y merece respeto y agradecimiento.

Buscar nuestra armonía forma parte de estar en paz con la naturaleza y así nuestro exterior se verá modificado positivamente.

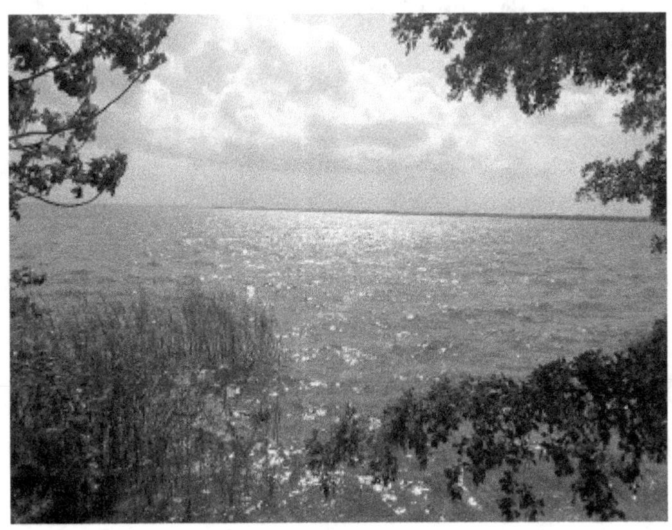

CONSCIENCIA MANAS

Transformación interior, o,
evolución humana
cambios necesarios y pertinentes.

Mi realidad exterior está presente,
buena o mala, es un destino formateado,
la familia, la sociedad, la humanidad.

Transformación del pasado,
con formatos prellenados,
creencias aprendidas,
actitudes y aptitudes, que,
no son mías.

Irracional trayectoria,
falsedades y nefastas realidades,
consciencia manas,
distinción entre yo y tú.

Identidad equilibrada,
paso a paso sin premura,
tengo una vida, tengo una muerte,
tengo un destino, tengo tiempo.

¿QUIÉNES SOMOS?

En el plano terrenal, común y corriente, somos seres humanos hechos de carne y hueso, con facultades que nos proporcionan nuestros cinco sentidos, con posibilidades físicas de movimiento, con órganos internos que nos permiten mantener en vida esta envoltura, con un líquido sanguíneo que nos irriga y humidifica contrarrestando también enfermedades y evitando que éstas se desarrollen, y también, normalmente nuestro cerebro que coordina la totalidad de miembros, órganos, articulaciones y todo lo demás, gracias a ellos nos encontramos vivos y sanos.

Y si les dijera que somos una materia con energía pura, ¿me creerían? y que podemos alcanzar algo así como la consciencia pura, ¿lo aceptarían?

Hemos dado esta forma humana siguiendo un patrón, un modelo, como esos moldes para hacer los panes y poder clasificarlos en alguna categoría, así que nosotros, nos llamamos humanos, así estamos calificados y clasificados.

Ha habido un sinnúmero de experimentos en donde publican que el cerebro emite pulsaciones eléctricas con una potencia increíble, es por eso, que tan pequeño como volumen alcanza a mover gigantes y es el centro de tantas experimentaciones, a parte, claro, del interés por el origen del ser humano y sus posibilidades extremas.

Nuestro cuerpo es como un mapa, un gps con radiolocalización, cada movimiento, cada paso, cada experiencia y evento, queda registrado en nuestra memoria corporal, sensorial y psíquica.

En estudios realizados por otras personalidades, se ha descubierto que además de este almacenamiento de información registrado en nosotros, cada órgano tiene su razón de ser, su origen y su porqué, formando parte así de lo que ahora llamamos descodificación biológica.

El hígado, por ejemplo, nos ayuda a procesar la cólera, sin él seríamos nombrados marcianitos verdes; también nos ayuda a mantener un equilibrio de amor pues la falta de ese gran ingrediente en nuestra vida diaria genera la diabetes.

La visión, problemas de astigmatismo, cataratas, miopía y muchos otros más, indican que existe una realidad que no queremos ver tal como es, procediendo nuestro cerebro a deformar la imagen según sea el caso.

Los pulmones nos permiten recibir y procesar el aire que respiramos por la nariz, el aire es la vida y si existe algún problema a ese nivel pues significa que nuestra vida no tiene razón de ser ni nosotros de existir.

Estos ejemplos son citados en términos generales, pues de acuerdo al síntoma, padecimiento o situación personal descifran la raíz de una problemática existente y además pueden no pertenecernos directamente, es preciso realizar un estudio préalable para determinar el origen y la solución.

También es necesario que mencione que todo tratamiento médico debe continuarse, a menos que su especialista considere el momento oportuno para cambiar o eliminar algún medicamento, pudiendo realizar en paralelo un tratamiento con medicina alternativa.

Existen un sin fin de teorías y de nuevas técnicas en medicina alternativa, como por ejemplo la sofrología, que es cada vez más respaldada en los centros de salud para eliminar el stress en los pacientes; existen también métodos para lograr una cirugía sin anestesia con la hipnosis; regresiones para restaurar situaciones en nuestro pasado o vidas anteriores, la psicogenealogía que nos permite ver y estudiar más profundamente nuestra familia y dar con el motivo de una enfermedad que llamamos hereditaria o situaciones repetitivas de generación en generación, y muchas, muchas más.

Todo lo escrito en párrafos anteriores es para darles a conocer otra manera de ver y saber quiénes somos y ésto en amplios términos, pues el tema es verdaderamente vasto y con información muy detallada, precisa y certera con respecto a estos temas particulares del cuerpo físico.

Si creamos la consciencia de que efectivamente existen otras respuestas a nuestras preguntas, veremos y sabremos que efectivamente existe una luz, allá, al final de la vereda, vereda que podría no terminar si logramos avanzar conscientes de que tenemos la posibilidad de crear y actuar nuestro pasado, vivir nuestro presente y realizar nuestro futuro.

Y ahora pregunto nuevamente, ¿quiénes somos?

Simplemente somos los seres que con persistencia han logrado avanzar en la comodidad, el progreso, invenciones, historias y memorias; hemos olvidado, en ese ir y venir, nuestra esencia, y digo olvidado porque no está perdida, la esencia es lo más valioso que tenemos, es lo que nos permite estar en comunicación directa con nosotros mismos y con el universo creando así la consciencia humana.

Busquemos las respuestas en nuestro interior, en nuestro pasado para así regresar al futuro, a un futuro pleno de armonía, tranquilidad y seguridad, sobre todo en paz con nosotros mismos.

Si dejamos que material exterior a nosotros ~ aparatos diversos, por ejemplo ~ dominen nuestro objetivo principal y nuestra vida, perdemos el control de nosotros mismos, y para obtener lo que deseamos debemos estar bien centrados, bien alineados en nuestro interior, con nosotros mismos; cuerpo y espíritu al unísono ... dejemos hablar a nuestra pura esencia en consciencia pura.

Para ello les propongo un ejercicio fácil y rápido, que con la práctica podrán realizarlo en todos lados y sin necesidad de una posición específica e integrarlo en su modus vivendi.

Respiración Consciente

CODVI
RESPIRACIÓN CONSCIENTE

Nos sentamos cómodamente, con los pies bien fijos en el piso, las piernas un poco separadas para equilibrar nuestra parte inferior del cuerpo sin generar fuerza alguna en las extremidades inferiores. La espalda completamente derecha y sin apoyarla en el respaldo de la silla, lo que va a generar que la cadera se incline un poco hacia atrás, eso va a permitir un equilibrio y relajación en la parte superior de nuestro cuerpo; colocamos las palmas de nuestras manos en los muslos y dejamos caer los hombros, sin tensión alguna. Nuestro cuello se mantiene erguido soportando nuestra cabeza que imaginamos es suspendida por un hilo, inclinándola un poco hacia atrás, hasta encontrar un equilibrio y sintiéndola así completamente ligera.

Comenzamos una respiración tranquila y perezosa por algunos segundos, es decir, unas cinco veces más o menos para después inspirar por la nariz y exhalar por la boca,

> *nuestra mente estará enfocada a esa respiración, inspira por la nariz y exhala el aire por la boca. Siente cómo se inflan tus pulmones y como se eleva tu torso a la inspiración, y como se vacían los pulmones y cómo desciende tu pecho al expirar el aire por la boca.*
>
> *No existe nada más que tu respiración y tú, los pensamientos se han disipado y has generado una consciencia de lo agradable y relajante que te encuentras contigo mismo.*
>
> *De este regalo que has podido proporcionarte, de pensar que en tu respiración, que forma parte de ti integralmente.*

Has generado, creado un momento de consciencia.

Donde sólo existes tú y tú. ¡Bravo!

Si lo deseas, puedes escribir tus experiencias, tus sensaciones, de la facilidad o dificultad que tuviste para realizarlo, y, cada vez, con cada práctica podrás ver la diferencia entre este inicio y veinte años después, ¡como los mosqueteros!

¿QUIÉNES SOMOS?

Somos ese respiro suave, lento y perezoso
que me eleva y va más allá de mis aspiraciones
somos esa descarga sutil, rítmica y ligera
que nos proporciona el más sublime regalo
Nuestro momento de solitud
nuestro instante de interiorización
nuestro despertar a nosotros mismos
nuestra consciencia personal y propia
consciencia única, esencia pura.

Recapitulemos sobre nuestra existencia...

CONSCIENCIA DE VIDA

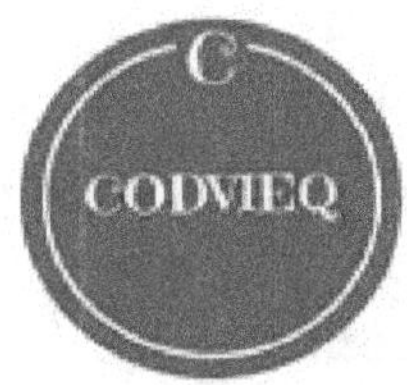

En la búsqueda para equilibrar mi ser interior, la consciencia y existencia de mí misma, durante el desmembramiento de esencia para descubrir mi alma, en el recorrido de esta trayectoria con altos y bajos, con muchos descubrimientos, conocimientos recordados, experiencias paranormales, evolución etérica y esotérica, encontré, con la ayuda de mi esposo, el nombre que corresponde a la técnica que utilizo en este avance personal y que aplico con las personas que me han dado la confianza y la oportunidad de ayudar y guiar en su mejora general; pues bien decidimos llamarle "**CONSCIENCIA DE VIDA**[©]".

Esto se dió en noviembre - diciembre del dos mil trece, mientras tanto, en mi mente ronroneaba la idea de abreviarlo, sin encontrar verdaderamente el nombre o las siglas que me atrajeran y que determinarán el concepto de mis actividades.

Cuando, de repente y sin tanto pensar en ello, finalmente encontré la manera de sintetizarlo; se abreviará **CODVI**[©].

Si descifro el sonido en francés, encontramos que,

COD = CODE = CÓDIGO

VI = VIE = VIDA

Resumiendo ésto, a nivel sonoro quedaría como:

CÓDIGO DE VIDA©

Se preguntarán, y ¿qué relación tiene ésto con la consciencia?

Pues verán, nuestro cerebro y cuerpo físico han almacenado demasiada información de siglos anteriores, de vidas anteriores ~si es que las tenemos pues algunos están aquí por la primera vez~, todo ello está cifrado, son códigos que si no tomamos consciencia de nuestro pasado, presente y futuro no podremos avanzar, es por ello que debemos *REGRESAR AL FUTURO (primer título de este libro)*, dar un paso atrás o varios, para encontrar la raíz de nuestra existencia, la razón de nuestra decisión de regresar aquí y ahora.

Si hilamos cada experiencia, cada evento, cada percepción, nos permite decodificar la información que mantenemos oculta, bloqueada.

Sólo necesitamos el valor de afrontar de nuevo las experiencias, de reconocerlas como tales, de aceptarlas, y de intercambiar los polos de nuestra actitud, como cambiar las pilas de posición, podría decir que se realiza casi en automático, una vez que hemos hecho este recorrido en los diversos planos del futuro pasado.

Recomiendo que si deciden lanzarse en esta búsqueda, se hagan acompañar por alguien experto en la materia, actualmente, existen técnicas y medicinas alternativas que ayudan en este recorrido; simplemente debemos escoger bien al terapeuta para no llevarnos sorpresas desagradables que desafortunadamente, existen.

CODVI© ha nacido como dije en párrafos anteriores, de la agrupación de terapias que han expandido mi conocimiento y del conjunto de experiencias dadas en las consultas otorgadas a diversas personas, que, como yo, buscan una manera de lograr el bienestar en todo los sentidos y obtener una tranquilidad y armonía para vivir bien y plenamente en **consciencia**.

Recomiendo ampliamente este método vistos los resultados obtenidos a modo personal y profesional como terapeuta holístico en SOPHROLAVIE©. Por supuesto que cada persona es libre de escoger lo que más le convenga y sobre todo, este escrito implica darles a conocer un poco de este método sin forzarlos a utilizarlo.

Sin embargo, sepan que es importante ~no obligatorio~ efectuar un trabajo personal y que ustedes deciden en qué momento comenzar y con qué terapia iniciar el trabajo, según sus objetivos y el ritmo de avance que más les convenga.

El método es muy simple pero requiere, como toda disciplina, de una práctica y un deseo de salir adelante cambiando actitudes, mismo que permitirá descubrir a profundidad cada una de nuestras capacidades y sobre todo utilizarlas, realizando con ello un hallazgo de nuestro verdadero SER, nuestra ESENCIA, nuestro **YO**.

Como toda familia que forma su genealogía, *CODVI*© es el tronco de ese árbol genealógico que ha dado origen a ramificaciones de acuerdo al ámbito a tratar.

Recomendaciones para integrar *CODVI:*

- Escribir un diario, en él se plasmarán emociones, sentimientos, sueños, eventos, dolores, en fin, el acontecer rutinario visto desde otro ángulo, uno mucho más interior y personal.

- Creer en nuestras percepciones, nuestra alma energética, percibe todo más allá de lo humano y terrenal, las capacidades se desarrollan, en algunos casos, sin ayuda.

- Ser autodidactas, es la mejor manera de avanzar al ritmo conveniente para cada uno, aunque lleve mucho tiempo, es el tiempo que cada quien requiere. Busquen información, significados, utilicen la lógica misma. Existen libros, conferencias, instituciones, internet ...

- Buscar en uno mismo la razón de lo que tenemos y que NO QUEREMOS; la facilidad de buscar siempre al exterior la razón de nuestros problemas y sufrimientos es un escape para evitar afrontar la realidad de que somos **nosotros mismos** quienes lo provocamos con nuestras actitudes y muchas veces con patrones repetitivos.

- Confiar en nuestra intuición, es una de las capacidades más común en el humano y que desafortunadamente, no le damos la importancia que ella merita.

- Aceptar con tranquilidad los cambios que se presentarán, el miedo sirve para atraer esa experiencia negativa para "resolver" de alguna manera ese temor de afrontarla, además obstruye un gran porcentaje de reflexión y acción.

- Unificarse con uno mismo y con el universo.

- Encontrar la paz interior.

- Utilizar dentro de la medicina alternativa la técnica más adecuada a cada uno de ustedes para ayudar a desempolvar el pasado, resolver su presente o mejorar su futuro.

Entre la gran variedad de técnicas existentes, ustedes podrán discernir, buscar información al respecto y escoger entre la lista que comparto la que mejor les favorezca y llame la atención; mismas que cito en orden alfabético para evitar confusiones de preferencia:

TÉCNICAS TERAPÉUTICAS
~ MEDICINA ALTERNATIVA
~ ACTIVIDADES ZEN

☐ Acupuntura
☐ Angeología
☐ Aromaterapia
☐ Arteterapia
☐ Astrología
☐ Bioenergética
☐ Biomagnetismo
☐ Coaching
☐ CODVI~CODVI Evolution~CODVI EQ
☐ Constelaciones Familiares
☐ Cromoterapia
☐ Delfinoterapia
☐ Descodificación Biológica
☐ EFT
Energia Universal
☐ Equinoterapia
☐ Feng Shui
☐ Fitoterapia
☐ Floriterapia
☐ Geobiología
☐ Gestalt
☐ Qi Gong

☐ Hipnoterapia
☐ Homeopatía
☐ Iridologia
☐ Kabbalah
☐ Kalahari
☐ Kinesiología
☐ Logoterapia
☐ Mandalas
☐ Masajes
☐ Masoterapia
☐ Medicina China
☐ Medicina Ayurvédica
☐ Meditación
☐ Metafísica
☐ Musicoterapia
☐ Naturopatía
☐ Numerología
☐ Osteopatía
☐ Psicomagia
☐ Psicogenealogía
☐ Quantum Entrainment
☐ Quiropráctica
☐ Radiestesia
☐ Reflexología
☐ Regresión
☐ Reiki
☐ Relajación

☐	Risoterapia
☐	Sanaciones Energéticas
☐	Shamanismo
☐	Shiatsu
☐	Sofrología
☐	Taichi
☐	TIPI
☐	Visualización
☐	Wutao
☐	Yoga

Entre muchísimas otras de nueva creación y se encuentran dispersas en nuestro entorno y que pueden hacer su labor, si les otorgamos la oportunidad, si nos permitimos el acceso a la felicidad, si nos damos el derecho a vivir, estar bien y ser felices.

Sin embargo nuestro deber como terapeutas es de solicitar a la persona de continuar con sus tratamientos de medicina convencional, ya que su médico tratante es el único autorizado a cambiar o suspender de acuerdo a sus necesidades y a los avances de salud registrados.

Esto también debido a que desafortunadamente la medicina alternativa, a pesar de los grandes avances, no está reconocida tanto por nuestro sistema de salud como económico y político, menciono ésto con el fin de que quede plasmado y deseando que algún día podamos trabajar unidos.

Es por esa razón, que les sugiero a abrir sus perspectivas a **CODVI**, pues si no es la única, será una de las maneras de lograr la plenitud deseada, haciendo a un lado los pensamientos negativos, las actitudes nefastas, y así, lograr, una consciencia pura, en donde el tráfico de pensamientos, no existe, sólo el momento presente, sólo la acción, sólo la percepción, los sentidos a su máxima expresión.

En todo caso es el comienzo de un gran camino a seguir, pues ustedes deben realmente desear modificar la vereda y convertirla en carretera, aunque, sean atentos, pues muchas veces las veredas son más seguras...

Para lograr **CODVI**, es muy simple, dense un tiempo en sus tareas, en su rutina, para comenzar, pueden utilizar unos minutos antes de levantarse o antes de acostarse...

La respiración abdominal, la integré a este método pues es en el abdomen, específicamente en el estómago donde se impactan las emociones, pueden verificarlo ustedes mismos.

Si alguien les hace la broma de darles una mala noticia, chequen su estómago; si alguien les espanta, chequen su estómago; si escuchamos un buen chiste y carcajeamos por ello, chequen su estómago; si lloramos desesperadamente, chequen su estómago; si vemos a alguien en necesidad, chequen su estómago; y así, cada vez que se genera una emoción, nuestro estómago es receptivo a ella y "trabaja", la mayoría de las veces almacenando esas emociones que no han podido ser exteriorizadas. Así que de ahí surge la importancia de integrar este tipo de respiración.

Y cómo respiro? La respiración abdominal también llamada diafragmática, consiste en inspirar profunda y lentamente por la nariz, acumulando todo el aire posible en el interior del abdomen. Mismo que se infla al máximo de su capacidad (como un globo) y la parte inferior de los pulmones también se llenan de aire.

Este tipo de respiración implica un movimiento hacia arriba y hacia abajo del abdomen.

Respiración Abdominal

Es una dinámica que necesita práctica, es sencilla y que aporta el reconocimiento a nuestro cuerpo físico.

<u>*CODVI RESPIRACIÓN ABDOMINAL*</u>

Aspiren por la nariz y expiren por la boca, sientan primero como su tórax se infla, y después su vientre, ambos se elevan a su ritmo y momento, sientan el movimiento provocado por el aire inspirado por su nariz, intenten seguir su trayecto, el tórax, los pulmones, el estómago, el vientre...

Es como una ola de suavidad armónica, expiren...

Mantengan su mente completamente concentrada en su respiración...

Repetimos el movimiento, respiren por la nariz y una vez que el interior está lleno de ese aire, comiencen a expirar, expulsando el aire comenzando por su vientre, luego el estómago, luego los pulmones y finalmente el tórax, la respiración es lenta y perezosa, no existe nada más en su mente que el disfrute de esta respiración consciente...

Inténtelo varias veces podrán notar como los músculos y todo el cuerpo en general es más ligero, más sereno, éste es el inicio de tomar consciencia de nosotros mismos, de nuestra materia, nuestro cuerpo, de nuestra existencia, de amarnos y aceptarnos, simplemente respirando en consciencia.

Por supuesto que ésto es sólo una primera parte, la más importante y difícil, de un buen comienzo. Después, con la práctica, podrán realizarlo en la parada del camión, mientras esperan el cambio del semáforo, en la fila del banco o de la tienda.

Y recuerden que para obtener momentos mágicos y únicos, se necesita la participación directa y continua de ustedes, de cada uno de ustedes.

Una vez adquirida como propia esta práctica diaria y continua, pueden agregar intenciones, pues las intenciones que vienen del corazón, de nuestro plexo solar, son grandes y poderosas; hablo de intenciones positivas, y si por alguna razón alguien provoca intenciones negativas, recapaciten un poco, pues todo es energía y ésta va y viene, finalmente ustedes tendrán el efecto de esa intención en ustedes.

Una vez adquirida la respiración abdominal, hagan evolucionar esta actividad, para no caer en el automatismo, y agreguen intenciones positivas.

Nuestros grandes guías, esos grandes personajes que poco a poco nos han instruido y han dejado huella con el objetivo de una búsqueda espiritual, nos han enseñado

también que la intención de nuestros actos pueden generar resultados maravillosos, siempre y cuando nuestra intención sea para el bienestar, es como uno de los muchos principios de metafísica, para hacer una petición es:

> *<< Pido al universo ... ~ petición personal ~ única y solamente si es lo que me corresponde, sin generar daño ni perturbar el avance de terceras personas, doy gracias por proporcionarme lo que me corresponde en este momento. >>*

Decreto muy poderoso...

◆ ◆ ◆

Con el fin de evolucionar el ejercicio antes presentado, se ha creado la **respiración intencional**, aqui les presento la técnica:

> ### *CODVI*
> ### *RESPIRACIÓN INTENCIONAL*
>
> *Nuevamente van a concentrarse en su respiración, al momento de inhalar van a aspirar el amor que el universo les proporciona y este amor van a dirigirlo por todo su cuerpo, órganos, células, músculos, cada rincón de su cuerpo...*
>
> *Van a "barrer" las impurezas, van a "limpiar" la integridad de su cuerpo, y van a hacerle compañía a esa respiración, llevando con ella todas las molestias, dolores, crispaciones, preocupaciones, inquietudes, angustias, emociones y sentimientos que nos hacen pesada y difícil alguna tarea, que nos dificultan avanzar positivamente en nuestra rutina diaria y en general por la vida...*
>
> *Recuerden recoger todo aquello que les provoca dolor o emociones que no corresponden a ese lugar sagrado, a ese cuerpo que tiene el derecho de avanzar, estar bien y sobre todo de existir en armonía...*
>
> *Al expirar, vamos a expulsar con nuestra expiración todo*

> *lo negativo que hayan podido encontrar en esa trayectoria...*
>
> *En ese aire vamos a eliminar nuestros pesares y dolores, angustias y penas, todo aquello que nos dificulta el camino...*
>
> *Inspiramos de nuevo el amor, la tranquilidad, la armonía, y lo dirigimos de nuevo a todo nuestro cuerpo, impregnando de todo este bienestar a nuestros órganos, células, músculos, huesos...*
>
> *Seguimos ese recorrido, y al expirar, todo eso se va...*

Con la simple respiración abdominal verifiquen si todo está en orden, y si aún existen molestias, dolores o tensiones, realicen de nuevo el ejercicio con la intención del amor para eliminar lo negativo y todo aquello que pudiese entorpecer su jornada diaria.

DESPERTAR

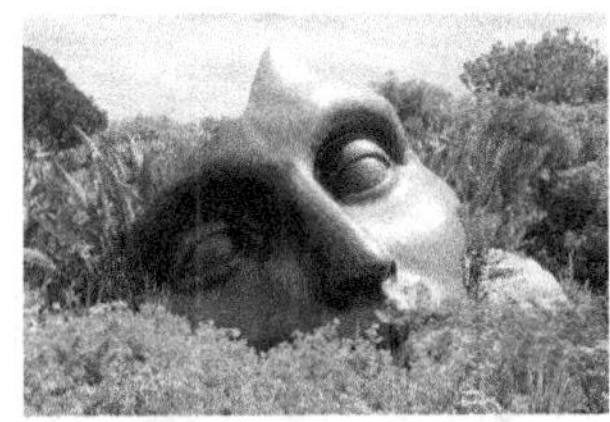

Cuando decidan desligarse de los pensamientos, la consciencia empezará a reemplazar sus reacciones generando más bien acciones.

El desligarse significa dejar de aferrarse a los temores, razonamientos, creencias, actitudes que, de alguna manera creemos estar forzados a seguir.

Al despegarse de todo ello, la confianza remonta y les dejará ver la persona que usted es en realidad.

El tener razón todo el tiempo termina por acabarnos, hay un desgaste de energía inmenso, cuando podemos utilizarla para ver en nuestro interior y crecer.

Es aceptarnos tal como somos, con defectos y virtudes, sin buscar afanosamente ser comprendidos, escuchados. Es el aceptar nuestras acciones y las de los otros como tales, sin esperar ni exigir resultados extraordinarios. Es aceptar el cambio de los demás y el nuestro también.

Este proceso es el resultado de un arduo trabajo personal y de numerosas etapas que exige tener ***CONSCIENCIA DE VIDA***.

¿Cómo podemos lograr ese acto de consciencia?

Ligando nuestro cuerpo a nuestro espíritu, nuestra alma, pues el alma nos ayuda a ver nuestra realidad integral en nosotros y nuestro entorno.

Nuestra alma siempre nos acompaña y es ella quien nos guía, mostrándonos la mejor vía a tomar en cada situación.

Intenten escuchar su consejo amigo, ella les enseñará a ser humildes, pues aún ignoramos muchas cosas, no lo sabemos todo, ni siquiera nos conocemos a nosotros mismos; así que denle la oportunidad y acepten esa solución que les susurra al oído, incluso antes de que la necesiten, al momento de despegarse, de dejarse llevar por ella, podrán **despertar** de ese sueño.

Cambiar es inevitable, resistirse no vale la pena ...

Somos seres limitativos aunque podemos ir más allá de nuestros deseos y creencias, si así lo queremos.

Para ayudar a integrar ese **despertar de consciencia**, les propongo una dinámica que incluye una vez más, intenciones, decretos, generando una apertura del plexo solar, se trabaja con un símbolo que ustedes escogen y que les permitirá utilizarlo más adelante.

Esta meditación la he redactado para la utilización en mi consultorio y por videoconferencia, con muy buenos resultados; además, en videoconferencia me ha permitido observar, sí, literalmente observar las energías que les rodean y corroborar el trabajo a realizar o que se está llevando a cabo.

Es una experiencia donde el espacio vibratorio se percibe y me permite guiar de una manera óptima y unificar su cuerpo - alma, es decir su YO SOY.

Despertar es sinónimo de querer avanzar, de querer ser mejor, de querer bienestar, paz, tranquilidad y amor en nosotros y desear proyectarlo al exterior para que éste a su vez, también despierte.

Esta meditación, como muchas otras, les permitirá la auto sanación, deshacerse de los bloqueos y las limitaciones inconscientes que nos hemos creado, pero sobre todo les ayudará a crear y activar sus propios recursos.

Descubrir esta nueva CONSCIENCIA DE VIDA, activar su contacto con el corazón y regenerarse para regresar, a ese ser que usted es realmente, a este futuro presente.

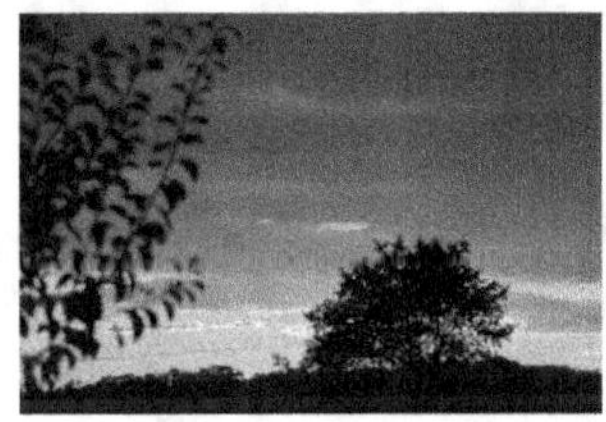

Despertar De Consciencia

CODVI DESPERTAR DE CONSCIENCIA

Confortablemente instalado, comience a relajar sus músculos, respire profundamente y cierre sus ojos durante toda la meditación.

Antes de iniciar, digan en voz alta la problemática que desean trabajar, tomen el tiempo necesario para enumerarlas pues pueden ser varias...

Deje venir una imagen, algo que pueda ayudarles de punto de partida más adelante para calmar y cambiar la situación, esta imagen puede ser armoniosa, debe representar una motivación para seguir adelante en su trayectoria...

Ahora deje aparecer una palabra, una palabra clave que le proporciona felicidad, tranquilidad, que le hace sentirse completamente bien, tanto que le permitirá afrontar la problemática presentada...

Ahora ligue la imagen a la palabra, visualice la figura y repita mentalmente la palabra varias veces...

Al final de cada enunciado, intercalamos la palabra CODVI, y con ella usted visualiza la imagen y repetirá, la palabra escogida, mentalmente o en voz alta.

Iniciamos...

Todas las causas que han originado esta sensación física y emocional y que han contribuido a esta problemática, a partir de ahora quedan reparadas y sanadas en cada parte de mi ser... CODVI

Las personas y situaciones que me han enseñado a reaccionar de cierta manera ante esta problemática, quedan liberadas desde ahora en cada parte de mi ser... CODVI

Toda creencia que me haya sido implantada y que me genera malestar ante esta problemática, queda completamente desbloqueada, contribuyendo así a mi bienestar... CODVI

Todo sufrimiento, pena, tristeza, decepción, toda memoria arraigada en mi ser a partir de esta situación y que me llevó a vivir una mala experiencia; desde este momento todas mis células, mis órganos, músculos, todo mi cuerpo ha quedado sanado... CODVI

Mi problema ha llegado a su fin, así lo declaro y lo apruebo, quedando a partir de ahora liberada de ello ... CODVI

Acepto el cambio y la vida pues con el cambio la vida existe y la vida es el cambio, creando así mi punto de partida... CODVI

Recibo, acepto y considero el fin de este problema como un regalo del universo, que me permite desde ahora a crecer y continuar en paz... CODVI

Ordeno a cada una de mis células, mis órganos, mis músculos, a todo mi ser, de liberar por completo esta problemática, dando paso a mi curación y crecimiento en consciencia desde este momento... CODVI

Suprimo todo aquello que pudiese frenar y entorpecer mi crecimiento y curación total, incluyendo el éxito total de esta meditación, que expande el beneficio sobre mi pa-

> *sado, mi presente y mi futuro, en completa CONSCIENCIA DE VIDA… CODVI*

Esta meditación, aunque no lo parezca es muy profunda y efectiva.

Con la práctica, podrá únicamente pensar en la problemática o situación desestabilizante y ligarlo a la palabra *CODVI* que representa su imagen y su palabra clave para la sanación, permitiéndole deshacerse de viejos patrones y sobre todo de despertar a una consciencia que se encontraba dormida.

SALUD

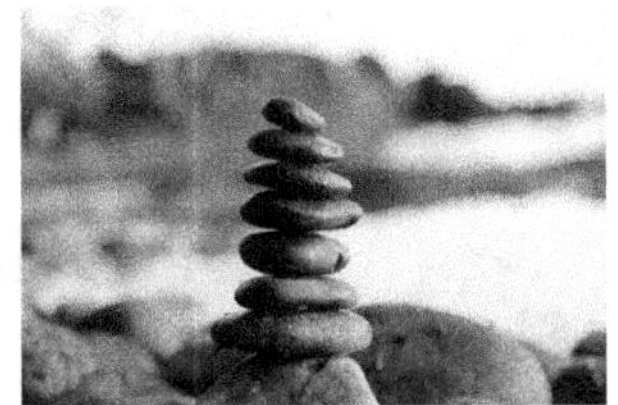

La mayoría de nosotros desea estar en excelente salud mental y física, ¿verdad?

Pues ¡buena noticia! nosotros mismos tenemos la llave de la cueva de los tesoros.

Me adelantaré un poco sobre el tema de la sanación cuántica descrita en las páginas que siguen.

Nuestro cuerpo es nuestra mejor herramienta, él nos envía mensajes de malestares o enfermedades que nos permiten ir más allá de una consulta médica ~en todos los casos más aún los críticos y severos, el punto de vista médico es importante e imprescindible~.

Esto se llama descodificación biológica, existen en el mercado infinidad de libros que hablan al respecto, incluso en las búsquedas por internet o preguntar al terapeuta adecuado para una mejor explicación y comprensión del síntoma, es lo más recomendable.

Sin embargo, todos nosotros somos y estamos en la posibilidad de mantener nuestro cuerpo físico en buenas condiciones, como desde hace muchos años atrás se menciona en la publicidad: "comer sanamente", "cuerpo sano en mente sana", "comer y ejercitarse", etc.

Nuestra consciencia diaria, nos permitirá obtener una mejor visión y aceptación de nuestro alrededor, incluyendo la alimentación. Es decir, cuando comemos frente a la televisión es inconscientemente pues nuestra mente está enfocada a la imagen que percibimos. Cuando platicamos mientras comemos, sucede lo mismo, nuestra consciencia está centrada a lo que escuchamos de la persona frente a nosotros. Cuando comemos con el teléfono celular al lado, ya sea para contestar los mensajes o hablar en manos libres, sucede lo mismo, además las ondas electromagnéticas que emana el aparato perturban las ondas positivas de nuestra alimentación; esta consciencia en la vida diaria, forma también parte de *CODVI*.

Cualquier actividad que realicemos, que sea en *CODVI*, es decir, enfoquemos nuestra atención a ello en **consciencia**, y verán la diferencia del resultado. Si aún con esta técnica, notan que existen anomalías físicas, significa que el cuerpo está enviando el mensaje por ese medio, ese órgano y/o malestar para que ustedes puedan realizar el trabajo necesario resolver la problemática y para su bienestar físico y espiritual.

Ejemplos existen miles, el dolor de cabeza en la mayoría de los casos son contrariedades que nuestro mental saca a flote. Problemas oculares, en términos generales, situaciones que no aceptamos como son, que nuestro inconsciente transforma para verlas de manera diferente a lo que en realidad son.

Todas las enfermedades que terminan en ITIS son ligadas a la cólera, un coraje y agresividad interna que, dependiendo el órgano afectado nos envía otro tipo de información a descifrar.

Si comenzamos con una alimentación sana y equilibrada, sobre todo sin bebidas gaseosas, verán un cambio radical y su cuerpo se portará mucho mejor.

Cuiden su cuerpo, pues es él quien les dirige y conduce en esta vida, sean amables con él, hablen con él, escúchenlo y siéntanlo; pues está lleno de sabiduría.

Comenzando con esa etapa, las siguientes serán más fáciles y eficaces, y, créanme que, empezar, es ya hacer demasiado, pues se requiere fuerza de voluntad para cambiar nuestras habitudes alimentarias.

Ese es un primer paso, que deberá durar por siempre, no solamente para bajar de peso para el verano y estrenar bikini; es una habitud que deberá ser permanente en sus vidas. Si además intentan eliminar las carnes, poco a poco, será aún más positivo, pero eso lo dejo a su libre albedrío, cada quien decide el momento de empezar y con qué.

No se trata de forzar a nadie, pero al menos vale la pena intentarlo si, efectivamente, queremos mejorar nuestra salud física y mental. Si logran ésto, transmítanlo a sus familiares, verán el efecto que provoca, una ligereza y flexibilidad vienen acompañadas de una manera de pensar diferentes, bien vale la pena el esfuerzo.

Si al cabo de algún tiempo han logrado establecer ese equilibrio alimentario, su energía será transformada, pues su materia ha cambiado, podremos decir que es un proceso de alquimia, hemos ayudado a la materia a eliminar los excesos, creando un fluído más equilibrado y sano, por lo que nuestra energía tiende a cambiar, a generarse de otra manera, los canales se abren un poco más.

Es un proceso largo para algunos, pero les aseguro, que el resultado, es magnífico, el equilibrio tanto interno como externo se deja ver, los problemas de salud desaparecen poco a poco, e incluso, nuestra mente se esclarece.

Grasas

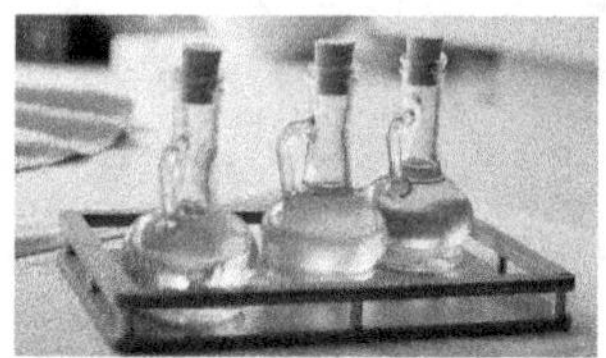

Recomiendo el aceite de oliva para las ensaladas, cocinar a bajas temperaturas pues de lo contrario es tóxico. Se necesita en poca cantidad para la cocina y sugiero eliminar de su menú las frituras y dejarlas sólo para ocasiones donde no tengan otra opción.

El aceite de lino o linaza es excelente para hacer limpiezas en el organismo, elimina las toxinas incluyendo metales pesados absorbidos por el cuerpo ~tal como el carbón activo~; es rico en Omega 3, 6 y 9, su uso es delicado pues se debe respetar la dosis señalada en el envase ~una cucharada sopera diaria~ y debe mantenerse a una temperatura baja ~es decir en el refrigerador~ pues con el calor tiende a descomponerse y ocasiona problemas serios. También pueden utilizarlo para aderezar sus ensaladas.

El aceite de perilla con las mismas recomendaciones que el aceite de lino. Es una rica fuente de Omega 3 alfa-linolénico.

El aceite de girasol, de colza y otros pueden también ser utilizados para aderezar sus ensaladas y cocinar en poca cantidad y a baja temperatura.

En la mayoría de los casos de aceite, se recomienda escoger los que han sido extraídos con un proceso que se llama de prensado en frío, pues son de mejor calidad.

La mantequilla es recomendable para utilizarla en frío, no para la elaboración de platillos, pues con la alta temperatura tiende a perder su valor nutritivo.

Misma recomendación para la margarina, que de hecho, si tienen la opción de escoger entre mantequilla pura de vaca y mantequilla o margarina de grasa vegetal, opten por la primera y deberían comenzar a eliminar las segundas de su lista de mandado, pues son productos ya modificados en sus partículas, al igual que los llamados *light*.

A evitar lo más posible la grasa animal, el cuerpo toma más tiempo para procesarlas y eliminarlas, lo que provoca un desgaste físico y, dependiendo de nuestro estado de salud, que se tapen arterias y venas.

Frutas secas

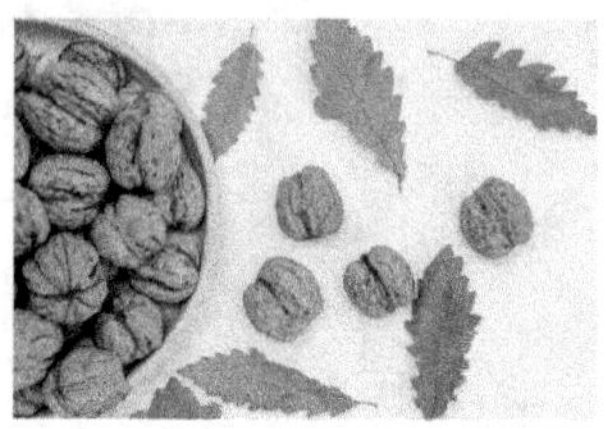

En ellas están las almendras, avellanas, nueces, pasas, coco, etc. Son deliciosas, pueden ser utilizadas para acompañar igualmente las ensaladas, platillos de carnes, cereales, elaboración de musli o simplemente como postre.

Además del nutrimento físico como fibra y oleíca, si tienen la oportunidad de tener en sus alrededores bosques con árboles de estas especies, la satisfacción y el bienestar será cumplido en su totalidad pues una balada ayuda también a ejercitarse, estar en contacto con la naturaleza y además obtener el producto directo.

Normalmente éstas contienen ya un nivel de aceite y son proteicas y calóricas, así que si las utilizan, utilicen el aceite moderadamente o evítenlo por completo.

Carnes

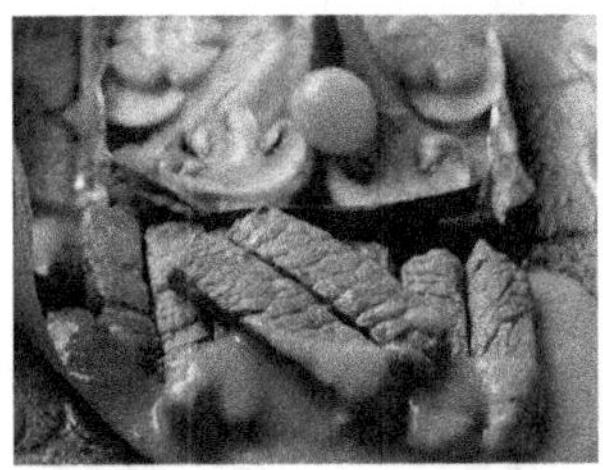

Evitar las carnes rojas pues son las que tienen más toxinas y son más difíciles de eliminar por el organismo; el cuerpo humano demora 21 años en eliminarlas! (dicho por un nutricionista). Las carnes blancas como el pollo, el pavo, el pichón, la codorniz, y por supuesto los pescados y mariscos, proporcionan los valores nutrimentales suficientes para un buen desarrollo y equilibrio físico.

También evitar todo tipo de carne frita, la recomendación es de preferencia al horno, al sartén o asadas sin grasas agregadas.

Tomen en cuenta que la gran parte de los animales criados para el consumo humano han sido desarrollados con medicamentos químicos que incluyen hormonas para el crecimiento desmesurado y para la prevención de enfermedades o tratamientos diversos, que finalmente afectan directamente al consumidor.

Lo más viable para nuestra salud es el consumir los animales ~y sus productos derivados~ criados al aire libre, alimentados con productos orgánicos y/o vegetales y sobre todo SIN tratamientos químicos.

Pueden imaginarse un buen filete mignon, o una chuleta de puerco, o un "canard confit' e incluso paté o embutidos no industrializados. Aunque lo que más recomiendo es comida vegetariana la clave está en mantener una alimentación equilibrada y sana.

Frutas y Verduras

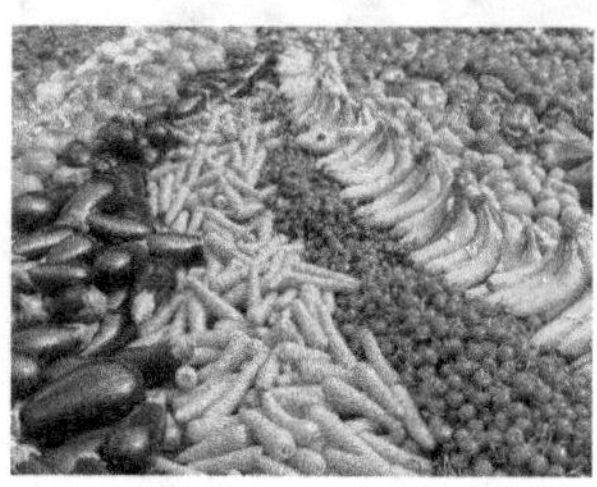

Como en los bufetes, ¡sin distinción y sin límite!

De preferencia crudas, si no se les apetece mucho, pues cocidas al vapor a corta duración son aún recomendables pues conservan algunas de sus propiedades, y les repito eviten las frituras.

Cuando están muy cocidas su calidad y cantidad nutrivia disminuye considerablemente, se sugiere comerlas crudas para mejor asimilación de elementos vitamínicos.

También en ensaladas son muy sabrosas, crudas se pasan por el rallador, se les pone aceite del que gusten y manden con vinagre de manzana, y porqué no? unos granos de lino o de sésamo, rico!

Pueden hacer sus experimentos, además en jugos son deliciosas y con todos sus nutrientes.

Lácteos

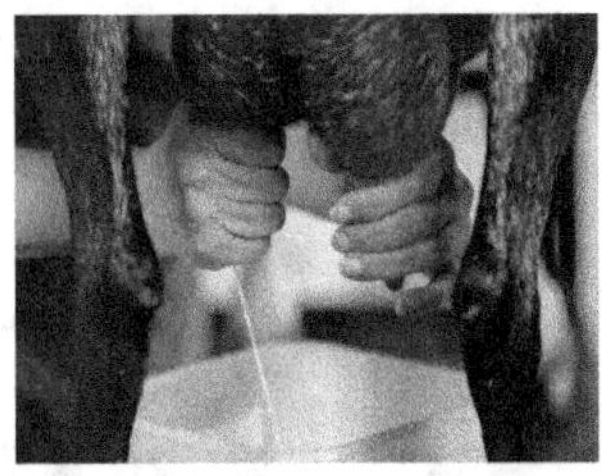

Se componen de leche, yoghurt, crema, quesos, mantequillas, queso crema, margarinas, y espero que no se me escape alguno.

Se sugiere consumirlos, por supuesto, frescos, que la leche y sus derivados sean de leche completa, no semidescremada ni descremada ni deslactosada.

Las personas que no soporten la lactosa pueden probar con la leche de soya, de arroz, de almendra, de coco, de chícharo, entre varias más.

Los quesos que sean de preferencia provenientes de leche cruda o sea sin pasteurizar.

Los productos light son desaconsejados pues son ya procesados y con aditamentos que en lugar de ayudar perjudican al organismo a largo término.

En nuestros días es muy posible encontrar productos lácteos industrializados, pero si tienen la oportunidad o la ocasión de encontrarlos directamente del productor no duden ni un segundo en consumirlos, y que de preferencia puedan verificar que sean orgánicos o que al menos los animales tengan el espacio suficiente para pastar y que les permitan conservar sus crías, creando un ambiente armónico entre ellos, de lo contrario significa que "trabajan" los animales para producción en cadena para grandes industrias lo que incluye medicamentos para "ayudarlos a crecer en plena salud".

En todo caso es bello ver a las vacas con sus becerritos reco-
rriendo su entorno, deseo que crezca ese deseo de darles a animales de pastoreo y aves de corral un buen espacio y mucho
amor, que ésto se propague.

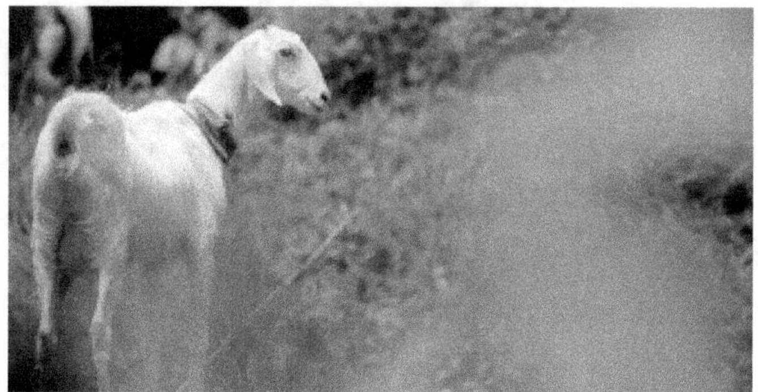

Bebidas

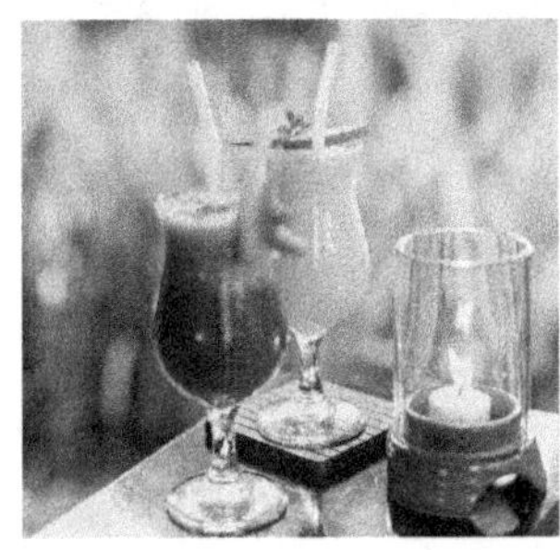

Eviten las gaseosas ~lo siento por los dependientes y algunos de mis amistades que las consumen y que incluso trabajan en diversas firmas~, prefieran las aguas naturales, como una rica agua de horchata hecha en casa, cambia completamente el gusto a las papilas; agua simple y de vez en cuando dense el lujo de una bebida burbujeante. También se pueden hacer asiduos a las infusiones o tés, son muy agradables y con efectos benéficos.

Las bebidas alcoholizadas se deben tomar con moderación, mucha moderación, quizá una copa de vino con la comida, o una buena y fría cerveza con una rica pizza o sandwich, o, quizá un digestivo para "ayudar" al estómago a bien digerir, pero ¡no más! bueno de vez en cuando...

Beber agua en ayunas es también muy recomendable en el tratamiento de diversos síntomas y malestares, después de todo con intentarlo no moriremos por consumir agua y podremos ver los resultados positivos; incluso existe el método de desintoxicación a base de tomar sólo agua o líquidos durante un día completo, sin limitar la cantidad ~en mi caso personal lo realizo por períodos de fin de semana, es decir, sábado y domingo~ por supuesto que no son aceptadas las bebidas alcohólicas, calóricas ni gaseosas.

Sopas

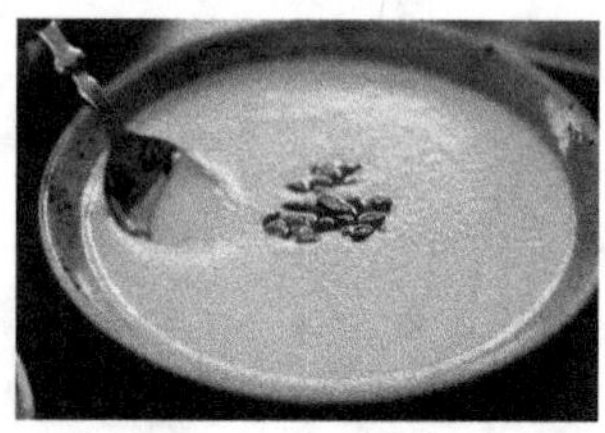

Incluir en su menú las sopas, es una buena solución pues contienen ingredientes variados que ayudan al complemento alimenticio, sopa de verduras, sopa de pasta ~feculenta~, las verduras deberán estar no muy cocidas, así conservarán aún algunas de sus propiedades. Menciono sopas hechas en casa no las de sobre que revolvemos con agua y listo!

Además que forman parte acumulada de la ingestión de líquidos adicional al agua y con mayores nutrimentos.

También es un buen comienzo para la iniciación de alimentación pránica para aquellos que quieran nutrirse únicamente de energía. La alimentación pránica es todo un proceso y se recomienda ir pausadamente.

Recordemos que, de hecho, cuando una mujer daba a luz, la alimentación primordial era una buena sopa con verduras y carne o pollo, el famoso caldo de olla, pues ayuda a regenerar tejidos y nutrir al cuerpo de manera completa para recobrar fuerzas y energía.

Cereales

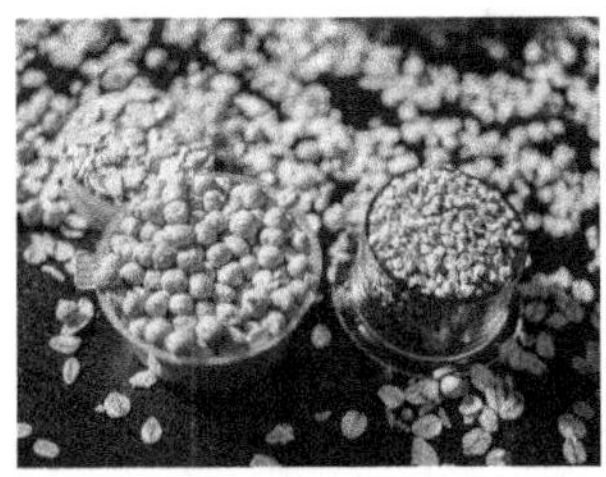

Incluyen arroz, lino, sésamo, lentejas, garbanzos, chícharo seco, avena, trigo, sorgo, germen de trigo, germen de soya, frijoles, girasol, entre muchos otros. Si son utilizados como acompañamiento de un plato principal, recomiendo que sean preparados en agua hirviendo, sin freir o mejor aún al vapor. Incluso si algunos de ellos los dejan remojando solamente una noche anterior el tiempo de cocción será menor y a la vez economizan en gas o electricidad, según su estufa.

Algunos de ellos se pueden utilizar para la elaboración de aguas frescas; de leches, de postres, dulces, harinas o un buen musli variado acompañado de frutas secas y/o con leche si así lo desean.

En mi caso, por ejemplo me agrada degustar las almendras, nueces, avellanas, cacahuates tal cual o en ensalada pues lo crujiente ayuda a hacer funcionar la quijada y da masajes a las encías fortaleciendo todo el proceso.

Postres

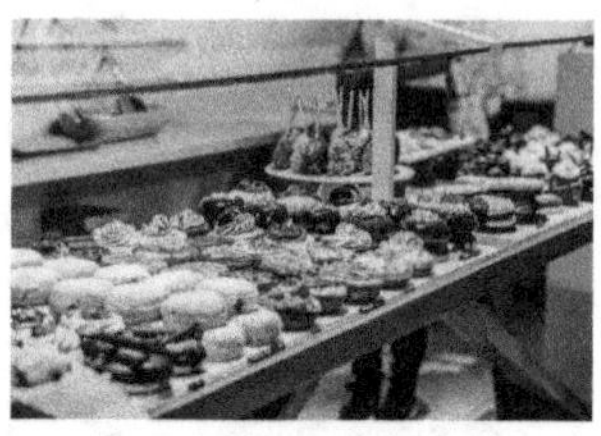

Para algunas personas es indispensable, para otras no tanto; y cuando hablamos de postre con regularidad se nos apetece un pastelillo o todo aquello que es groseramente pesado a digerir y que de vez en vez nos damos ese lujo, sin embargo, existen otras opciones, sugiero el yogurt natural y le agregan miel, ¡mmmmm! También una natilla, una fruta, una tarta hecha en casa, gelatinas, un flan, que, de hecho pueden utilizar el agar agar ~polvo extraído de una alga~ que se utiliza para espesar en lugar de la maizena, es más digestivo; eviten la azúcar en exceso y las azúcares procesadas.

Y sobre todo, ¡no olviden chiquearse de vez en cuando con un delicioso helado o un panqueque de chocolate !

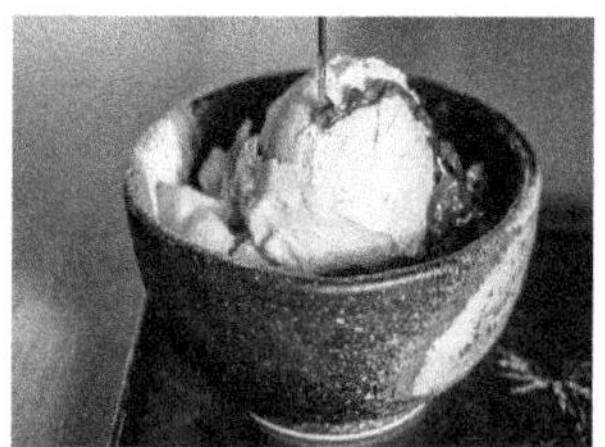

Todo con moderación y equilibrio, permite al organismo de asimilar de una manera más eficaz nuestros alimentos y de digerir lo que le proporcionamos, nosoros somos quienes tenemos la decisión de hacer algo bien por y para nosotros mismos.

Recordemos a nuestros ancestros que preparaban rítmicamente la comida, con un saber hacer increíble, con infinidad de sentimientos y emociones que formaban parte de ese suculento plato, ¿recuerdan el film "como agua para chocolate"? esa película fue una gran introducción a la cocina de antaño y todo lo que ella conlleva.

¡Seamos conscientes de lo que ingerimos, nuestro cuerpo nos lo agradecerá!

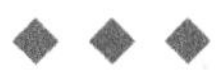

También existe una manera de ayudar día con día a nuestro organismo para "recuperar" sus capacidades regenerativas y curativas.

Existe un ejercicio en *CODVI* que, igualmente con la práctica cotidiana podremos estar en mejor condición física con el sólo poder de nuestra consciencia y perseverancia, con la gran intención de ayudarnos a nosotros mismos.

Sanación Consciente

> ### *CODVI SANACIÓN CONSCIENTE*
>
> *Cierre sus ojos, relaje todo su cuerpo y concéntrese en su respiración...*
>
> *Una vez que ha obtenido la relajación completa de su cuerpo, imagine una luz blanca brillante, tan grande que abarca todo su espacio de visión...*

> *Concéntrese en su respiración y en cada inhalación lleve con ella esa luz al interior de su organismo y sea consciente de que esa luz es quien va a curar los daños y desperfectos que encuentre en su recorrido, llevándolos con ella como un gran imán, haga un recorrido completo por todo su cuerpo...*
>
> *Con su expiración esta luz desecha todo lo negativo que haya encontrado...*
>
> *Inhale nuevamente la luz y realice el mismo método de "limpieza"...*
>
> *Cuando sienta que es suficiente, sitúese de nuevo en su momento presente, sintiendo el peso de su cuerpo.*
>
> *Cuando sea el momento apropiado para usted, puede abrir sus ojos, a su ritmo.*

Recuerden agradecer al universo el haberles permitido a cada uno de ustedes, este momento de consciencia plena y vital.

FÍSICA CUÁNTICA

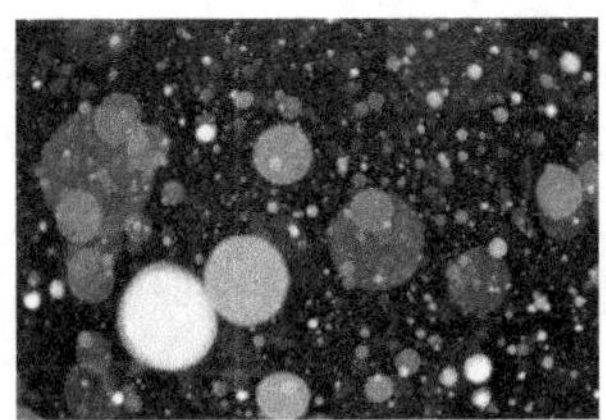

Tema interesante y que científicamente nos da pie a apreciar de nuevo el lado misterioso de la existencia y lo poderoso de nuestro entorno, incluyéndonos a nosotros mismos.

Es una pequeña introducción de las infinidades de partículas que nos rodean y que aparentemente son invisibles al ojo humano, quizá sólo visibles a aquellos que poseen una apertura de sus sentidos.

La física cuántica siempre me ha llamado la atención pero desafortunadamente no seguí ese camino y la verdad que con tantas teorías, fórmulas y experiencias ignoro si a estas alturas la interpretaría de la misma manera que ahora lo hago.

El siguiente tema lo encontré en diversas páginas de internet, así como de varios libros y de mensajes enviados que proporcionan mucha información que he leído resumiendo los datos más importantes y que intentaré compartir de una manera más simple, sólo que para que vayamos avanzando poco a poco y este tema que muchas veces es pesado e incomprensible con una simple lectura, desmenuzaré un poco cada partícula del tema.

Es importante mencionarle pues en él están englobados muchos puntos acerca del origen del universo.

Pero, ¿qué es la física cuántica?

La **Física Cuántica** es la ciencia que estudia los fenómenos desde el punto de vista de la totalidad de las probabilidades.

Es decir, contempla lo invisible y explica los fenómenos desde lo no visible. Contempla lo no medible, las tendencias, como la no localidad y el indeterminismo de las partículas, aquello que no se percibe desde el lente humano, la dispersión de moléculas sin poder ser localizadas a simple vista.

En ese campo de lo no medible estamos nosotros los seres humanos. El átomo es una realidad científica, y que hemos bien aprendido y/o entendido en nuestros estudios de física y química y que dio paso a la Teoría de la Relatividad, luego ésta, a la Física Cuántica.

Las teorías llamadas "cuánticas" describen el comportamiento de los átomos y las partículas. En el conjunto de teorías físicas o la utilización de las leyes de la mecánica cuántica, ésta es la teoría con principios fundamentales: de que las partículas que forman una materia constituyen los objetos del universo y de los campos de fuerza ~ energéticos ~ que dan vida a esos objetos.

Los espacios entre las partículas de los átomos se los considera "vacío". Es decir, la materia de la que se componen los átomos es casi inexistente, es infinitamente minúscula. Dentro de los átomos y las moléculas, las partículas que lo componen ocupan un lugar insignificante. El resto es vacío, "el valioso vacío del átomo". A sabiendas que un átomo es la constitución de la materia con propiedades químicas bien definidas; y la molécula es la parte más pequeña de una sustancia química que conserva sus propiedades químicas.

Entonces, si la materia está formada por átomos y en éstos la porción particular es menor que la porción de vacío... ¿por qué no podemos atravesar la materia?

El vacío es un concepto, una idea, una palabra más. El vacío, en sí, no existe. En ese vacío existirá siempre una parte de alguna materia o energía, que no podemos ver o tocar, pero que presente está. La materia no es estática, siempre está en movimiento, ni tampoco es predecible. El átomo es mucho más maleable de lo que creemos. El átomo no es una cosa. Son tendencias, tendencias que integran un todo de acuerdo a la materia. En lugar de pensar en los átomos como cosas, tenemos que pensar como posibilidades, de que "algo" existe en ese vacío no perceptible. "El vacío" es sólo conceptual y representa todas las posibilidades englobadas.

Los seres humanos somos parte de esa cuántica = cantidad de algo, formado de átomos y más, mucho más. Pertenecemos al universo. Estamos hechos, quizá, de polvo de estrellas. Estamos integrados en esos mismos átomos con todas sus posibilidades.

El pensamiento que nosotros emitimos se transporta como moléculas que van al aire. Y sin embargo son invisibles al acto de imaginar, de pensar la idea, y sin embargo, una de ellas se hace realidad siendo creada por nosotros mismos.

La realidad es un número indefinido de ondas, de ideas. El Universo está todo ocupado por millones de energías. La Energía es una vibración que se recibe y se transmite en el espacio y en el tiempo, incluso si el mismo tiempo fuera inexistente.

Todos somos energía y estamos conectados.

Como dije antes, una molécula es una estructura que conforma la materia, la más pequeña cantidad de materia que posee las propiedades características de la sustancia considerada. Es un ensamblamiento químico y molecular en donde aún estando enlazados, cada uno conserva su individualidad física.

Cada uno es parte del otro. La energía es movimiento. Puede estancarse pero nunca saturarse. La vida es un continuo reciclaje de la materia y la energía. Es el tri más eficaz de todos.

Teoría Cuántica

Podemos considerar como uno de los grandes conocedores de la Cuántica, al físico Stephen William Hawking, quien ejerció como profesor de matemáticas, físico teórico y cosmologista. Él ha proporcionado mucha información con respecto a los "hoyos negros".

La física cuántica, es una de las ramas de la física que estudia el comportamiento de la materia cuando las dimensiones de ésta son tan pequeñas, que creeríamos llegar a una etapa en que es imposible conocer con exactitud la posición y comportamiento de una partícula, o su energía, o conocer simultáneamente su posición y velocidad, sin afectar a la propia partícula ~principio de incertidumbre de Heisenberg~.

Durante la primera mitad del siglo XX y en respuesta a los problemas que se escapaban de la física clásica, surgieron los dos pilares de esta teoría que son:

• Las partículas intercambian energía en múltiplos enteros de una cantidad mínima posible, denominado quantum ~cantidad~ de energía, quiere decir que están en actividad continua.

• La posición de las partículas viene definida por una función que describe la probabilidad de que dicha partícula se encuentre en una posición específica en ese instante preciso.

Donde debemos saber que una partícula es la menor porción de materia de un cuerpo que conserva sus propiedades químicas. Pueden ser átomos, iones, moléculas o pequeños grupos de las anteriores especies químicas.

Del lado de la Experiencia

La energía ha sido el centro de muchos experimentos, sobre todo para "aceptar" que la energía se intercambia, es decir se modifica y modifica lo que está a su alrededor, lo que ha despertado la curiosidad después de siglos para su dominación, control y entendimiento, así que dentro de esos hechos experimentales, inexplicables, se han utilizado herramientas de la mecánica clásica, como los siguientes:

Un objeto obscuro, irradia energía, con la misma intensidad que es absorbida, ésto, según la teoría del físico alemán Max Planck: "la radiación electromagnética es absorbida y emitida por la materia en forma de "cuantos" de luz mediante la cuantización de la energía", es decir, estos valores de energía les denominó "quantum". Además, la ley de Wien que dice que todo cuerpo negro irradia con una longitud de onda ~energía~ que depende de su temperatura.

Esta teoría hubiese quedado en el olvido de no ser por el ingenioso Alberto Einstein, quien retoma el concepto agregando: que la luz, en ciertas circunstancias, se comporta como partículas de energía independientes ~los cuantos de luz o fotones~.

A pesar de que la mecánica cuántica está sujeta a las probabilidades, es la teoría científica que ha proporcionado las predicciones experimentales más exactas hasta ahora.

Teoría Cuántica Aplicada

De manera particular y limitada para los grandes cerebros, como solemos decir, pues la cuántica está reservada a nivel atómico, nuclear; la electrónica, para la elaboración de componentes electrónicos, de aparatos como el rayo y cirugía láser; tomografía, diversidad de conductores, en la radiología, en la energía nuclear, en la criptografía, en la computación cuántica y en la cosmología teórica entre otras.

La teoría cuántica habla de la probabilidad de que un acontecimiento dado, sin importar su naturaleza, suceda en un momento determinado y no de cuándo ocurrirá.

Es como la ley de la probabilidad que dice que cualquier evento tiene una posibilidad de que suceda, por muy irreal que este evento parezca, además el evento puede ser repetitivo; así que ¿porqué no pensar en la teleportación?, que, al parecer ya se han registrado eventos de este tipo pero denominados como desdoblamiento humano, no como teleportación íntegra del cuerpo y además no por tiempo prolongado, también ya se han realizado experimentos en donde han logrado la teleportación de fotones, rayos de luz y átomos, a lo que les digo: y, ¿cuál es la siguiente etapa?

La ciencia avanza a la velocidad de la luz, experimentos, búsquedas y eventos que plasman lo infinito de las posibilidades del ser y del universo.

A cada segundo que transcurre, un nuevo descubrimiento sale al sol, y una nueva teoría se desarrolla para intentar explicar el origen del todo.

Dentro de esta teoría cuántica, existe también la curación cuántica, misma que trataremos en el siguiente capítulo denominado *SANACIONES*.

SANACIONES

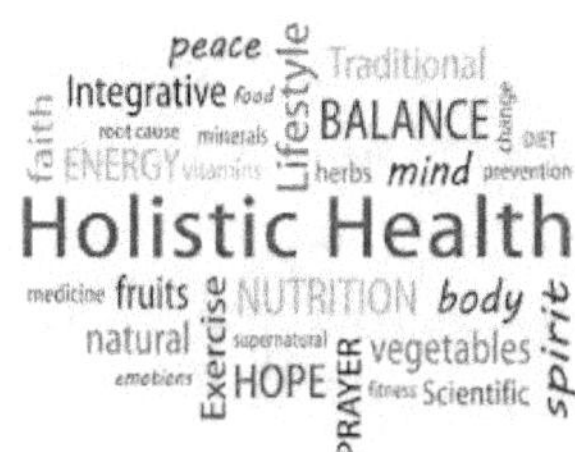

Es la posibilidad de curar, sanar, restablecer, reproducir nuestros órganos, células, músculos, huesos, en consciencia vital para la recuperación completa de las funciones que le atañen a esa parte de nuestro cuerpo en detrimento. Es la resolución de nuestros problemas, enfermedades, dolencias, de índole físico, mental, emocional y/o espiritual.

Si mantenemos nuestro *CODVI* "actualizado" y en plena forma, tendremos casi el 100% de probabilidades de estar en plena salud general.

Por el momento les manifiesto que el deseo profundo y consciente de sanarse son infalibles, y veran resultados 'milagrosos', cuando en realidad el milagro somos nosotros, nosotros por creer firmemente que existe un remedio, y que, además, nos esforzamos porque realmente así sea. No existe curación sin la consciencia de que hay un error en la programación, en alguna parte de nuestro holo programa, no existe sanación sin hacer el mínimo esfuerzo por salir de esa situación asfixiante, pesada y dolorosa.

El comenzar un trabajo personal, es difícil, pues primero debemos estar conscientes de que algo no está bien, y dar el primer paso, es decir, buscar la persona o el terapeuta adecuado, es difícil; el segundo es ir a verlo y comenzar ...

"Todo es posible cuando así lo decidimos"

Tomemos la base de que la gran mayoría hemos realizado algún trabajo personal con cualquier tipo de terapia ya sea médica o alternativa, o ambas; si nuestro nivel de *consciencia de vida ~ CODVI ~* es alto, tendremos la posibilidad de remediar algún desperfecto que pudiese presentarse, pues de manera inmediata nuestro consciente mandará la señal de que algo no está bien, y al detectarlo, sabremos su origen, transformando ese efecto no deseado por uno positivo con nuestra consciencia ya programada para el optimismo.

Sanación por imposición de manos

Después de haber obtenido algunos conocimientos en la materia, los terapeutas o personas que saben cómo utilizar su energía en unión con la del universo, sabrán cómo realizar este tipo de sanaciones, de lo contrario suplico abstenerse pues las consecuencias pueden ser contrarias al objetivo deseado.

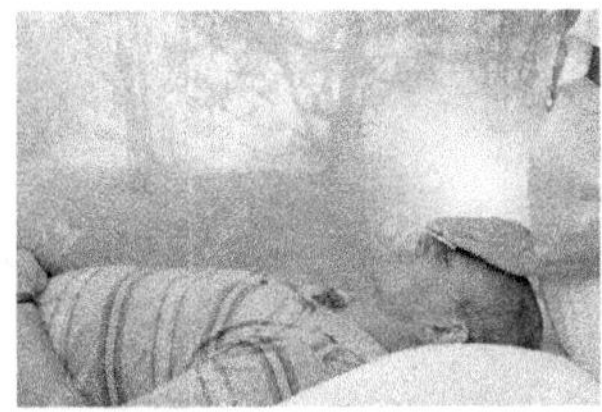

~ Toda manipulación de energía requiere una previa enseñanza y práctica ~

Hasta ahora existen infinidad de testimonios con resultados positivos, en algunos casos, desafortunadamente, no obtenemos lo que con tanto ahínco deseamos, existen cosas que no podemos desafiar, ni cambiar; también en ese tipo de resultados el universo es justo y sabe el porqué de esa decisión para ese destino, aún si la persona se haya encontrado completamente disponible a transformar su vida, actitudes y pensamientos.

Este método está basado, como su nombre lo indica, en la imposición de manos ya sea en la parte del cuerpo físico afectado o a nivel energético personal ~ aura ~, con movimientos lentos se "manipulan" las energías para equilibrarlas y armonizarlas.

Sanación a distancia

Es totalmente el mismo procedimiento mencionado en la sanación por imposición de manos, sólo que, la persona, animal o materia para quien se solicita el servicio, por diversos motivos, no se encuentra en presencia física con el sanador.

Se llega a un acuerdo en horario para que el demandante esté en casa y relajado, aunque no necesariamente, este tipo de sanación se puede también realizar en cualquier momento con la anuencia de la persona en cuestión. Un consentimiento previo a la curación es recomendable para que la "consciencia" del acto ayude a la obtención de los resultados positivos.

Los resultados son los mismos.

Recuerden el terapeuta ayuda y guía, ustedes realizan el trabajo conscientemente.

Curación Cuántica

La **medicina cuántica** es una medicina no convencional que declara apoyarse en la física cuántica. Dentro del alineamiento de las medicinas energéticas, sus seguidores afirman que la física cuántica permite explicar una forma de comunicación intercelular; la llamada dualidad de la onda - partícula que justificará las técnicas de biorresonancia.

Este descubrimiento está abriendo las puertas a una nueva terapia de curación de carácter energético dentro de la medicina alternativa. Herbert Fröhlich y Fritz Popp estudiaron el patrón energético de los seres vivos.

Con las experiencias realizadas, se creó un lazo entre lo espiritual y lo material, pues detectaron que las moléculas vibran con una misma frecuencia y se comportan como una hyper molécula en total armonía, en la que se llega a detectar una emisión de luz conocida con el nombre de "**radiación mitogenética de láser**", con lo que se deduce que el ser humano posee la capacidad de conectarse e interactuar con el universo; y que su equilibrio, bienestar y salud dependen de la calidad de recepción y emisión de dicha señal.

Tal pareciera que nuestros ancestros investigaban por su parte o ya poseían el conocimiento de esta teoría, pues fueron encontrados objetos, entre ellos, uno en forma de sombrero de metal, que suponen los expertos, era colocado en la cabeza para captar y/o emitir señales hacia alguna parte o persona en particular y por alguna razón hasta ahora desconocida; ¿es que quizá intentaban una comunicación a distancia? o ¿era una manera de conectarse a otro plano ya existente y conocido?

La consciencia es una parte fundamental, integrante de nuestro cuerpo, que al unirse generan una memoria "olvidada" y plasmada ya en nuestro sistema corporal y energético desde el inicio de los tiempos.

Somos creadores de nuestras visiones, de nuestras percepciones y también somos capaces de transformarnos y transformar lo que se encuentra alrededor nuestro.

Existe una retroalimentación en la conexión, un ir y venir de sensaciones, que pueden generar mensajes o despertares de sueños más profundos, reconociendo la verdadera realidad oculta en nuestra memoria y en nuestro ser.

Todos tenemos capacidades a desarrollar o quizá, ya se encuentran desarrolladas, o tal vez ahí están aún, no olvidadas, que nos ayudarán a nuestra evolución y alcance de esa cúspide de actitud positiva y relajada, completamente zen.

Mientras continuamos la búsqueda de ese llamado nirvana, cada uno de nosotros recibe la información que le corresponde, es decir, recibe o percibe el mensaje de acuerdo a su nivel de

comprensión y asimilación que gracias a *CODVI* , la tarea será simplificada, siempre y cuando el deseo de cambiar actitudes, costumbres y de desear un futuro mejor no material, sean nuestros motores de búsqueda para un logro completamente en la aceptación, el amor, el perdón y la gratitud.

Como mencione en el capítulo **consciencia de vida**, existe una vasta lista de terapias que, incluso, han sido utilizadas como apoyo en el medio médico, como por ejemplo en el manejo del dolor, reducción de estrés, otros servicios sanitarios preventivos, cuidados paliativos de la medicina complementaria, también con éxito en los pacientes que se encuentran en la etapa final cuya expectativa de vida es relativamente corta, personas discapacitadas; *CODVI* en su práctica enseña al individuo a adquirir consciencia de diversos niveles de relajación aptos para las personas de edad avanzada, con resultados positivos; además comprobados científica y clínicamente.

La eficacidad de los tratamientos alternativos hablan por sí solos, además ésta puede proporcionar grandes beneficios con la participación activa e integral del paciente.

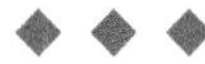

Dentro de esta rúbrica, podemos agregar las respiraciones *CODVI*, entre otras dinámicas que buscan el bienestar en general.

Si anhelamos resultados positivos de algún proyecto u objetivo, la mejor tarea a realizar es crear una:

Proyección

CODVI PROYECCIÓN

Nos instalamos en un lugar tranquilo y donde estemos confortable...

Iniciamos con la concentración en nuestra respiración, de preferencia con los ojos cerrados para facilitar la tarea de proyección.

Aspiramos por la nariz y espiramos por la boca, respiraremos las veces que sean necesarias hasta lograr un desapego completo del exterior...

Después, proyectamos la visión de nuestro objetivo o proyecto, en donde nosotros somos el actor principal, todo se desarrolla de manera satisfactoria y positiva para noso-

> *tros...*
>
> *Dejemos fluir esa imagen, alternándola con nuestra respiración...*
>
> *Impregnamos nuestro ser de esa proyección...*
>
> *Finalizamos con la frase: así sea.*
>
> *Abrimos nuestros ojos y continuamos unos momentos más con la respiración, hasta que nuestros sentidos perciban el exterior que nos rodea.*

Ahora ya podemos continuar nuestras actividades diarias.

Esta dinámica de proyección puede ser utilizada también para curar enfermedades, retirar malestares, todo dependerá de la imagen que proyectemos y la intención de la meditación y que con la **respiración consciente**, podemos obtener una mejora, podemos también regenerar células y/o quizá la completa desaparición de síntomas diversos.

KARMA

Son las memorias impregnadas en nuestro cuerpo; en nuestro sentir, nuestras células y en nuestros ancestros; nuestra vida diaria está repleta de ellas.

Esas memorias pueden ser la causa de diversos malestares, pero son tan antañas que en el ir y venir del ser, se quedan enlazadas en las ramas que cubren el camino.

Quizá ni siquiera nos pertenecen, y sólo forman parte del haber ancestral, donde programas inconscientes se crean en los eventos familiares, en la rutina diaria, en el pasado familiar y también quizá en otra vida, en otro plano y en otro tiempo.

Influyen las creencias que hayamos podido adquirir o aprender en el transcurso de la vida, generando en nosotros temores, miedos y emociones que desfiguran por completo nuestra percepción del exterior, nuestra realidad es "irreal".

Sólo buscando en el pasado propio familiar o personal en consciencia, podemos "resolver" los conflictos y descubriremos nuestra identidad real, en otros reivindicaremos la que ya formaba parte de nosotros y con una adición de lazos rotos.

Ho'Oponopono

Hasta ahora, ninguna persona ha encontrado la manera de frenar los pensamientos, siempre están ahí, presentes, la mayoría de las veces, guiándonos sin verdaderamente darnos cuenta, sin tomar consciencia del hecho que están merodeando nuestra cabeza.

El método llamado HO'OPONOPONO es una tradición ancestral que proviene de Hawaii y que nos permite darnos cuenta de la presencia de esos pensamientos y dejarlos atrás, deshacernos de ellos, liberándonos.

Es traducida normalmente como " poner las cosas en orden", "establecer el equilibrio" es una tradición social y espiritual de arrepentirse y de reconciliarse, de los ancianos **Hawaïanos**.

Costumbres idénticas en terapias familiares se encuentran también en la región del Océano Pacífico. El HO'OPONOPONO tradicional fue creado por un guía curandero para sanar las enfermedades físicas y/o psíquicas en el seno familiar. Actualmente, la mayoría de las versiones modernas de este método son concebidas de tal manera que puedan ser realizadas por uno mismo.

La palabra *ho'oponopono* se compone de ***ho'o*** que significa «comenzar una acción» y ***pono*** que significa «bondad, honestidad, moralidad, cualidad moral, acciones correctas y justas, excelencia, prosperidad, atención, utilidad, estado natural, deber justo, equilibrado, apropiado, tranquilo, ligero, necesario» *ponopono* significa «volver a poner en orden; justo, trabajar de nuevo, armonizar, corregir, regularizar, ordenar, limpiar, acomodar, actuar correctamente».

Existen diversas versiones de esta técnica, la de Morrnah Simeona y la de Hew Len, por ejemplo; personalmente me inclino por la versión Simeona, misma que describo para mayor conocimiento de causa, existen algunos otros sitios y libros que podrán proporcionar mayores detalles con respecto a esta técnica, por mi parte encontré en el sitio Wikipedia la más comprensible y donde obtuve la información más explicativa, les dejo la opción de realizar sus propias búsquedas.

La versión de Morrnah Simeona (1913-1992), una curandera, influenciada por su educación cristiana ~ protestante y católica ~ así como por sus estudios filosóficos sobre la India, la China et Edgar Cayce. Ella unió la tradición hawaïana con las oraciones al Creador Divino y describió de otro modo eso que se conoce en la cultura polinésica: *"los problemas como resultado del karma negativo"*, o *"que debe vivir uno mismo eso que hemos hecho a los otros"*; en consecuencia somos los creadores de las circunstancias de nuestra propia vida. Todo mal comportamiento es grabado en la memoria de la persona así como en aquella de cada individuo y objeto, que son presentes hasta que sus causas o vidas hayan pasado.

Ella escribió: *"Pues la ley de causa y efecto rige en cada ser viviente en cada momento, el objetivo principal de su procedimiento es de liberarse de las experiencias infelices y negativas vividas en las re-encarnaciones pasadas y desaparecer sin esfuerzo los choques psíquicos graves en la memoria."*

Los lazos kármicos con las personas, objetos o lugares obstruyen un desarrollo libre, por esta razón "la purificación ~espiritual~ es necesaria en la evolución de la consciencia".

La curandera y chamana Morrnah afirmaba que *"todos los seres humanos están sobrecargados por su pasado y que cada vez que una persona siente temor o estrés, valdría la pena de tomarse el tiempo para observarse al interior de ella misma."*

Karma o no ~de acuerdo a las creencias individuales o colectivas~ cierto es que existen eventos que se repiten incluso en el trayecto presente de esta vida y que denotan experiencias para muchos, ya vividas.

Nuestros pensamientos

Según María-Elisa Hurtado-Graciet, co-autora del *Ho'opono-pono, el secreto de los curanderos hawaïanos : "se trata simplemente de comprender que todo lo reencontramos en nuestra vida no es sino el reflejo de algo que se encuentra en el interior de nosotros. Nosotros somos bien los creadores de todo lo que se encuentra en nuestro alrededor y de todo lo que sucede en nuestra vida"*. Aceptar la idea que nuestros pensamientos pueden ser el origen de la gran parte de nuestros problemas requiere de un cierto grado de humildad y aceptación que nos motiva a asumir la responsabilidad de nuestros actos. La buena noticia, es que modificando nuestros pensamientos, podemos cambiar nuestra realidad.

Con lo que podemos resumir que nuestros pensamientos crean nuestra realidad.

Podemos incluso decir que, nuestros malestares provienen de nuestras memorias infiltradas en nuestro cuerpo y de memorias celulares que el tiempo y el espacio se encargan de alimentar.

Donde las memorias son programas inconscientes generado por situaciones de nuestro presente e incluso pasado que nos llevan a un futuro repetitivo con patrones ya creados y que además nos pueden pertenecer o envuelven las experiencias de nuestros ancestros.

Nuestra existencia está repleta de pensamientos, emociones, miedos, creencias esquemas, bloqueos que permiten que nuestra realidad sea percibida de manera deformada, sin acceso a nuestra realidad verdadera hasta que nos damos cuenta de que algo no está bien y decidimos "trabajar" para ser nosotros mismos en plena consciencia.

Este método nos permite estar en paz con esas memorias, por lo que recomiendo integrarlo en su vida cotidiana.

Lo siento, Perdón, Gracias, Te amo

Para limpiar progresivamente esas memorias acumuladas, sean nuestras o no, podemos ayudarnos del siguiente párrafo sintetizando como es el proceso:

"Lo siento, pues no sabía que tenía esas memorias en mí. Perdón, por esos pensamientos erróneos dando así mi consentimiento para que sean corregidas. Gracias por liberarme de esas memorias. Y, te amo, pues es por la energía del amor que voy a poder liberarlas".

No se trata de una fórmula mágica. Lo importante es de actuar en consciencia. Ho'oponopono puede resumirse diciendo: « Gracias, Te amo ». Puede utilizarlo en cualquier momento del día, al levantarse, al acostarse, durante su jornada diaria, mientras espera el camión, en espera de alguien que está retrasado, en fin, miles de situaciones son idóneas para ponerlo en práctica. Es recomendable utilizarlo de manera preventiva; antes de alguna cita importante, después de una situación desagradable e inesperada.

Es en la práctica que podemos cambiar nuestros pensamientos y actitudes, en general nuestra forma de ser y actuar; recuerden que todo lo que debe cambiar se encuentra en nuestro interior, en nosotros mismos, no en el exterior. Confiemos en la vida, en el universo, en nosotros mismos.

Los beneficios de Ho'oponopono

Conforme avanzamos con la utilización de este método, nos estamos permitiendo de deshacernos de todas las creencias, las memorias erróneas que nos impiden ser nosotros mismos.

Ho'oponopono va a permitirnos una reconexión consigo

mismo y reencontrar la paz interior. Con esta actividad realizada en nuestro cotidiano, nuestro nivel energético va cambiando automáticamente, si observan bien, podrán darse cuenta de algunos de los cambios positivos y bienhechores que comienzan a rondar a su alrededor. Verdaderamente vale la pena el esfuerzo, sobre todo para el bienestar propio.

Cuando estamos en paz y en unión con nosotros mismos, todo lo que se encuentra a nuestro alrededor percibe y recibe de la misma manera.

REZAGOS

Llamo a mi energía divina,
madre de todas las energías,
que la vibración absoluta
disuelva toda negatividad.

Que la energía del plan causal
esa del expiro primordial,
la que es pura y neutralizadora,
tome el lugar de las energías predecesoras.

Que esa energía amarilla y verde
remplace y disuelva
toda energía antigua.

Así estoy iluminada del conocimiento
y del discernimiento suficiente
para permanecer libre en el futuro
y así tomar la mejor decisión.

Permaneciendo en un movimiento dinámico,
manteniéndome hacia adelante,
y no por las programaciones del pasado,
así estoy protegida.

Me fundo en lo absoluto
con quien me identifico
para cerrar el círculo, en memoria
del ser divino en mí y que soy.

MUERTE

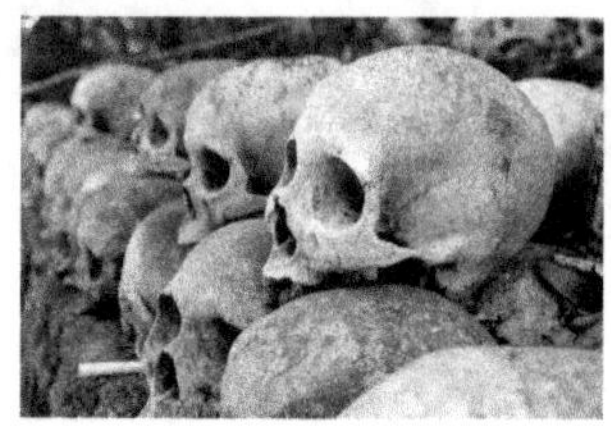

En temas anteriores, como recordarán, hablamos de la teoría cuántica, pues me permito informarles que gracias a un científico estadounidense Roberto Lanza, profesor en la Universidad Wake Forest, el conocimiento a propósito de la muerte, tiende a modificarse.

Su teoría, denominada 'biocentrismo' o 'universo de la biocéntrica', explica que la muerte no puede ser tan terminal como creemos. Según esta teoría, la **biología** y la vida originan la realidad y el universo, y no a la inversa.

Teoría de que existe vida después de la muerte, teoría encontrada y soportada gracias a la física cuántica.

Desde hace mucho tiempo han existido dilemas, enfrentamientos y disputas, debido a este tema; a pesar de las pruebas, los escritos, incluso de las experiencias de muerte inminente (EMI) vividas por personas que han traspasado ese túnel luminoso y que han regresado a su cuerpo, aún no ha sido aceptado que la vida después de la muerte pueda existir.

En mi recorrido de aprendizaje, me queda completamente

claro, ésto con un método esotérico, que existe una vida después de la muerte, y que dentro de la consciencia colectiva y las creencias implantadas, hemos hecho de la muerte un suceso irremediable, catastrófico y sin regreso, sin solución.

Hemos aprendido a asociar la materia física con la vida, y ésta con un ciclo que transcurridos algunos años, llega a su fin.

Todo se encuentra en nuestra consciencia de la realidad, si dejamos que las enseñanzas tomen forma, serán tal como nos han dicho y tal y como hemos creído, creando así una realidad colectiva en una vida colectiva, en donde todos los elementos no tienen margen de error pues somos la mayoría los que lo vemos de una sola manera. De eso se desprende que la consciencia determina la forma y el tamaño de los objetos del universo incluyendo el vacío lleno.

Antes de asimilar la muerte, debemos asimilar que somos nosotros quienes podemos aún cambiar nuestra realidad colectiva y nuestra realidad individual, transformando nuestra consciencia, dando así un sentido diferente con una nueva interpretación de hechos y realidades.

Nuestra conciencia colectiva ha también aprendido que existe el tiempo y el espacio, cuando, una vez que cambiemos, que transformemos nuestra vida, podremos darnos cuenta de que ni siquiera el tiempo ni el espacio existen, al igual que la muerte, pues la muerte es sólo una etiqueta para describir el fin de la materia.

Diversas teorías se han despegado desde hace siglos, aunque no con mucha repercusión ni éxito, pues existen siempre las dudas, los experimentos, leyes a comprobar científicamente para que puedan tener credibilidad.

Sin embargo, así como somos capaces de transformar la materia, incluso en nosotros mismos, pues existe la probabilidad, también, de darle la energía y la vida necesaria a la materia para que continúe existiendo.

Y aún sin la materia, la esencia del alma, que continúa paseándose en el otro plano, dando señales de existencia, nos permite el libre albedrío a cada uno de creer o no, de aceptarlo o no.

Se han tomado fotos que muestran luces, halos energéticos, figuras precisas, rostros, y aún así quedan en el plano esotérico e increíble; hemos superado los conocimientos humanos para dejarles saber que existen otras vidas, otras formas y otros mundos, es a ustedes de adentrarse en ese terreno y "acomodar" las experiencias, los resultados quizá no serán aceptados, sin embargo les darán la oportunidad de probar a cada individuo de una existencia más allá de la humana y forjar así una credibilidad.

Es por ello que hablan de resurrección, porque el alma es capaz de regresar a este mundo material, probable que con otra forma, o, quizá en la misma, ¿quién podrá saberlo si, después de muchos años es cuando venimos de nuevo y los seres que conocemos, o con quienes estuvimos quizá, ya no existen físicamente o están bajo otro aspecto?

Es de ahí que hablamos de los "déjà vu" = ya visto, pues recordamos en nuestra consciencia individual, en nuestra memoria corporal que esa figura es ya conocida por nosotros anteriormente. Al igual que los eventos y sucesos bien precisos, somos como robots que replican sus acciones, quizá por aprender nuevamente o quizás para hacer comprender y aprender a los otros, esos seres que nos rodean.

También por medio de las regresiones ~atribuídas a Brian Weiss uno de los autores, que desde hace algunos años, me sigue impactando, pues es un verdadero profesional y con certitud en sus veredictos vivenciales~; hemos tenido escritos de esas experiencias "inexplicables" pero que sin embargo han dado luz a otros planos y existencias.

También han publicado videos de las regresiones practicadas por Jorge Tapia, quien ha aprendido y compartido con estas experiencias únicas.

Yo misma que he practicado la autorregresión y he sido sorprendida de los resultados obtenidos, pues las experiencias se mantienen inscritas en nuestra memoria.

Desafortunadamente, no poseo los medios tangibles y científicos para comprobar que este otro plano existe, que efectivamente nuestra memoria y todo lo inscrito en nosotros mismos, es decir, memoria corporal, psicológica, celular, espiritual, la mantenemos con nosotros durantes toda nuestra existencia física y etérea al mismo tiempo; ojalá que este escrito sirva de antecedente a muchos otros que podrán, en algún momento, verificar lo que aquí se escribe; incluso quizá sirva para mi propia revelación en un futuro, permitiéndome así regresar a él, recordar que el viaje no termina y que siempre, siempre, debemos hacer consciencia de nuestra vida, mirando hacia atrás, intentando comprender y deshacer esos patrones repetitivos para muchos y en muchas vidas, que nos permita *REGRESAR AL FUTURO*, para transformar mi consciencia individual y repercutir en la consciencia colectiva, para que ese futuro sea construído con un pasado consciente y lleno de amor.

En la actualidad me sigue sorprendiendo el encontrar escritos con una apertura de redacción y de espíritu, pues en ellos se deja huella de las experiencias que más adelante podrán comprobar la existencia de ese otro plano y de otras vidas.

Si un evento es manifestado por un sólo ente, no tiene credibilidad, sin embargo, si ese evento es experimentado por un número considerable de seres, significa que no es tan errado del todo.

Además, me atrevería a decirles a un próximo reencuentro, pues somos almas que nos dispersamos en el plano más sutil, y, hasta ahora, no queremos creerlo.

Como podrán apreciar, la experiencia favorece también otro método recurrente en la ayuda terapéutica, son las regresiones, donde los resultados son sorprendentes.

Es con este tipo de terapias que nos cuestionamos sobre el tema de la muerte, ya que existe la evidencia de que en efecto hemos retornado a la vida, muriendo; y muriendo es que "decidimos" si regresamos a la vida o no.

Si hemos terminado nuestra "misión", nuestras enseñanzas, aprendizajes, conocimientos, sobre todo conocimientos, quizá el viaje no tenga regreso, siempre y cuando sepamos en consciencia que nuestra labor ha iniciado en otro período y plano.

No teman a la muerte, es sólo un pasaje, un pequeño callejón que va a permitir atravesar la pantalla de la verdadera existencia. Es el estado más consciente y el más esperado por los elevados maestros, es el nivel en donde podremos darnos cuenta de lo que hemos hecho, de lo que nos hace falta para crecer en iluminación espiritual.

Aprendamos a tomar los momentos, los eventos necesarios de nuestro pasado como parte de nuestro presente, con aceptación para que se realice la transformación, es decir, la muerte, para que en un futuro estemos y seamos libres de lazos, de arrepentimientos, de dudas, de temores. Eso es morir, eso es transformar, eso es cambiar y vivir.

Hemos venido a superar cada etapa, mejorando nuestra calidad de vida y calidad de muerte, mientras busquemos la paz interior, ella estará siempre con nosotros, sin confundirla con la perfección, pues ésta no existe, ni siquiera en el universo. Lo que debemos y podemos alcanzar es la iluminación propia no la perfección egocéntrica.

Al alcanzar ese nivel energético nos permitirá obtener la autonomía en el bienestar en vida, pero sobre todo en la muerte, tan es así, que quizá el regreso al futuro será fulminante.

Regresemos a ese futuro ya vivido… regresemos al futuro con la consciencia de lo que en ello implica… regresemos a nuestras raíces… regresemos al futuro … vamos!

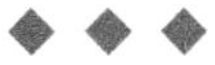

AHORA DESEO

Quisiera morir ahora
y no por despecho ni depresión,
quisiera viajar al plano eterno
verme, sentirme, amarme
tal como ahora lo hago,
tal como ahora lo siento.

Partir y regresar,
ir y venir en libertad
Vivir y morir,
encontrarme a mi misma
y en realización plena.
Quiero vivir... quiero morir... para existir.

Pero, ¿es que estoy viva?
o, ¿es que acaso estoy muerta?
¿muerta en vida?
¿vivo muriendo?
¡qué gran ironía!

REENCARNACIÓN

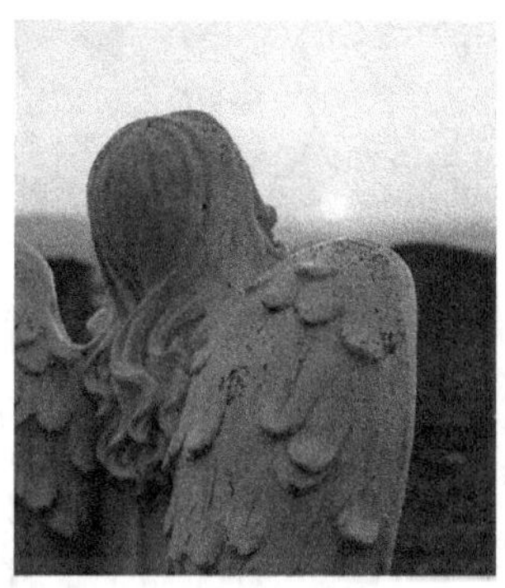

Cuestionamiento muchas veces obligado, aunque no siempre convincente ni credible, también en su gran mayoría contradictorio con una cierta riqueza de entusiasmo; que significa que, regresamos a este mundo con otra tarjeta de presentación.

Diferentes puntos de vista se dejan asomar a este sujeto, son las creencias que nos permiten o no albergar este fenómeno de vidas anteriores y futuras, de recuerdos de lugares diferentes sin conocerlos ni haber estado ahí en la vida actual; incluso existen testimonios de personas que poseen algún "vestigio" de heridas hechas en esa otra vida y que son visibles en el cuerpo físico de su actual vida.

Nacemos, nos desarrollamos, nos procreamos ~ en algunos casos ~, envejecemos y morimos, es el ciclo "normal" del ser, aunque en lugar de morirnos yo diría que vivimos. Aún existen tribus en las que la reencarnación es uno de los ritos, diría cotidianos, pues en cada nacimiento recuperan la placenta ~sabiduría a aprender y ejecutar~ y la entierran, algunos meses después llevan a cabo una ceremonia con un chamán para decidir el nombre que portara el bebé, el nombre es otorgado por el espíritu del familiar fallecido, mismo que está de acuerdo y en posibilidad de reencarnar en el cuerpo del bebé.

En el hinduismo es el concepto filosófico de que el alma comienza una nueva vida en un nuevo cuerpo, es una creencia central; existen otras religiones y grupos espiritualistas que hacen mención de este proceso; por supuesto que cada quien es libre de aceptarlo o no, y que el objetivo de este libro es hacer conocer las posibilidades de la existencia de otros planos sin la intención de hacer cambiar ideas ni creencias.

Existen testimonios de personas que han llevado a cabo regresiones y que asombrosamente denotan una existencia de vida más antigua que la presente y en muchos casos varias vidas.

= La materia sólo se transforma =

=La resurrección de los muertos =

= Y al tercer día, resucitó =

= Necesitan nacer de nuevo =

A cada una de las etapas vividas les corresponden experiencias diversas, enseñanzas emociones y sentimientos que dominan su presente.

Al finalizar su ciclo, el factor común de las personas que han podido "regresar" es esa luz brillante que le proporciona tranquilidad y paz.

¿Es que acaso es el alma que se desprende y que asciende a otro plano?

¿Es que ese proceso de desencarnación es la muerte?

Si en esta vida alcanzamos un nivel de consciencia más profundo y puro, nuestra alma será capaz de planificar la siguiente vida en perfecta consciencia de acuerdo a su etapa de evolución.

Aquí les dejo una reflexión:

Cuando reencarnamos, nacemos y obvio estamos en vida, aunque en esa vida morimos una infinidad de veces durante el aprendizaje que demora tanto en implantarse en nuestro día a día; cuando morimos, nacemos poniendo en práctica todas nuestras enseñanzas dimensionales, aprendiendo aún más y enseñando con un halo de luz que rodea nuestra presencia sin dolor físico, sin penas, sin angustias.

La reencarnación se lleva a cabo para repetir las enseñanzas que en su momento ya tuvimos y no aprendimos tomando la ruta equivocada aún sabiendo que no era lo correcto.

Cuando tengamos presente un conocimiento interno y personal nuestra vida en tierra será más apacible y hasta entonces nuestra misión podrá ser llevada a cabo.

La ley de la reencarnación desea que cada alma pase por una gran multitud de existencias y se encarna en consecuencia en un gran número de cuerpos, toma prestadas tantas personalidades como le sea necesario para desarrollar bien su papel y un sin fin de facultades con el objetivo de corregirse.

Después de morir, un alma no cesa de existir.

Hay almas que son nuevas, es decir, que es su primer experiencia en un cuerpo físico.

Ella renace en un cuerpo nuevo después de un período de descanso para completar "las lecciones de vida" que se requieren para evolucionar espiritualmente.

Allan Kardec resumen bien este mecanismo con lógica y equidad en su frase célebre:

« Nacer, morir, renacer de nuevo y progresar sin cesar. Así es la Ley ».

REGRESIONES, SUEÑO LÚCIDO Y REGISTROS AKÁSHICOS

Entre la muerte y la reencarnación existen métodos como las regresiones, los archivos akáshicos y los sueños lúcidos. Estas técnicas se han utilizado favorablemente en sesiones individuales y que llevan a una liberación emocional, comprendiendo muchas de las actitudes y comportamientos inexplicables así como síntomas surgidos de la "nada".

El Dr. Brian Weiss y el Sr. Aurelio Mejía son grandes personajes que, como Michael Newton, Dolores Cannon, entre muchos más, han logrado una avance en el ámbito de las regresiones y a los cuales respeto y admiro. Los archivos akáshicos también tienen su prototipo basado en una relativa memoria universal atemporal, en donde se almacenan todas las experiencias humanas así como sus conocimientos y que nos permite ir a explorarlos. El sueño lúcido no dirigido ha sido utilizado también como método para remontar el tiempo, específicamente para explorar nuetras vidas anteriores como fuente de nuestra vida actual. Los sujetos no están en estado hipnótico sino lúcidos y durante el proceso surgen vivencias de la infancia en general con una nitidez y viveza extraordinarias.

El inconsciente nos trasporta a situaciones ya vividas con anterioridad en otro espacio-tiempo, en otra u otras vidas, que pudiesen ser el origen de alguna situación, problemática, síntoma o enfermedad con el fin de que vislumbremos y comprendamos el sentido de ese hecho en nuestro momento actual y así resolverlo, pero sobre todo liberarnos de esa carga que retarda nuestro avance.

Este proceso te permite liberarte de influencias del pasado en tu vida peresente afectando así tu futuro. Durante el recorrido de la regresión somos y estamos conscientes, lo que permite aclarar y entender todo al "despertar".

Nota: _Las regresiones también pueden realizarse a distancia._

SOFROLOGÍA Y VIDAS ANTERIORES

La sofrología es una técnica muy útil para obtener los beneficios de la regresión en el pasado de vidas anteriores entre muchos otros, pero hablando de este caso preciso, la sofrología, durante la anamnesis (recopilación de información) podemos constatar que los problemas físicos por los cuales las personas buscan ayuda terapéutica, tienen su origen ligado a uno o varios eventos marcados del pasado.

A pesar de la intervención de la medidcina alopática, en algunos casos, el o los problemas tienden a resurgir e incluso, con mayor intensidad, dando cabida al malestar físico agravado aunado con el malestar general del ser.

Los métodos que he utilizado con mis visitantes, en talleres y de manera personal son las tres mencionadas con anterioridad y con las redacciones de cada uno de los autores, en donde los resultados obtenidos fueron excelente; sin embargo, para poder compartir con ustedes esta experiencia y dadas circunstancias de copyright de la gran mayoría de los ejercicios desarrollados y presentados por grandes terapeutas e investigadores, he creado y diseñado una dinámica auténtica de CODVI, practicada en mi persona por supuesto y con mis visitantes.

Sin embargo, en esta ocasión, sólo compartiré la parte que está dedicada a la relajación con una lista de recomendaciones si decides llevar a cabo una regresión por cuenta propia; recuerda que pueden surgir sensaciones incómodas, actitudes de ansiedad o crisis que en un momento dado puediese surgir debido a una experiencia traumática anterior.

Esta dinámica es sin riesgo, pero lo habitual y recomendable es que cada persona realice su propia regresión de manera presencial, así el proceso será de una participativa, activa y consciente.

Antes de ir directamente al ejercicio, les proporciono ciertas recomendaciones en la ejecución de cualquier tipo de regresión, si deciden buscar alguna como apoyo.

Recomendaciones

Esta dinámica puede ser registrada con tu voz o con la de otra persona, incluso, si cuentas con terapeuta de confianza puedes solicitarle de grabar el audio y realizar la dinámica, será una agradable experiencia para ambos!.

Se puede realizar de principio a fin o si existe ansiedad o te sientes incómodo puedes utilizarla y llegar sólo a la parte de la relajación, te permitirá estar sereno y ponerte en contacto con tu YO más íntimo.

También pueden realizarla quienes están en la búsqueda de un desarrollo personal para progresar y encontrar ese bienestar tan deseado o tan sólo por el deseo de alcanzar un nivel de relajación óptimo.

De preferencia, se recomienda realizar el ejercicio una vez que se haya efectuado al menos una regresión a vidas anteriores, ésto para afirmar la comprensión del desarrollo del mismo y evitar caer en el pánico y la ansiedad, permítete ensayar!.

Esa primer experiencia va a permitirles obtener mejores resultados y dejar fluir los elementos y los eventos necesarios durante el proceso.

Durante la dinámica, exponga y cuestione todas las dudas e inquietudes que surjan ya que es el mejor momento para obtener la gran mayoría de la información requerida para la solución del problema.

Cada persona tendrá su propia y única experiencia y las respuestas necesarias durante su avance para comprender su camino actual y definir qué dirección tomar para evolucionar.

El método de la grabación no siempre da resultado para todos. Algunos necesitan escucharla o leerla varias veces antes para experimentar sus beneficios. La incapacidad de responder a la grabación no significa que no se pueda tener una regresión. Puede significar que quien no responde necesite la atención y las directivas individuales de un terapeuta.

Al hacer la grabación, quien vaya a leer el texto, que sea con voz serena y lenta, haciendo una leve pausa cuando llegues a los puntos suspensivos (....) y una pausa más prolongada cuando está indicada entre paréntesis (pausa).

Nota: lee las señalizaciones entre paréntesis mentalmente, no en voz alta.

El texto se ofrece sólo como guía, como ejemplo. Si lo registras, escúchalo si la idea de recobrar recuerdos de tu pasado es tu fin.

Como alternativa, puedes hacer que un amigo te lea el texto en vez de utilizar la grabación, también puede proporcionarte mayor seguridad en caso de algún inconveniente presentado durante la dinámica.

Toma en cuenta que algunos recuerdos en su momento traumáticos, pueden perturbarte. Si ese es el caso, no vayas más allá.

Te recuerdo que puedes tener de inmediato una experiencia de regresión muy vívida y completa, experimentar un patrón de flujo de información y de momentos clave o comenzar con meros fragmentos o imágenes de una vida anterior o de experiencias entre dos vidas, no es necesario que las distingas en la primer experiencia, con recordarla te dará la información necesaria para la siguiente ocasión.

Acepta que cada experiencia será la que te conviene en ese momento. Déjate sorprender por lo inesperado si ello ocurre, aún si piensas que todo fue parte de tu imaginación o que es muy difícil de creer. Y recuerda que cuanto más practiques este proceso, más fácil será y más recompensas podrás obtener en cada una de ellas.

Para llevar a cabo la grabación y la reproducción, procura que sea en un sitio silencioso y privado, donde puedas relajarte y cuando estés seguro de que nadie va a molestarte.

EVITA ESCUCHAR LA GRABACIÓN MIENTRAS CONDUCES.

Antes de encender el reproductor de audio, acuéstate en una cama o siéntate en un sillón cómodo; si la ropa te queda ajusta, aflójala o utiliza una vestimenta holgada y confortable.

Prevee, si es posible, un segundo soporte para registrar las respuestas a las preguntas realizadas en la regresión, así tendrás toda la información necesaria.

Asegúrate de que no haya distracciones ni interrupciones. Quítate los zapatos, las gafas o los lentes de contacto.

Elimina reloj, joyería que pudiera incomodarte y sobre todo ***APAGA TU CELULAR***!

Relájate por completo. No cruces las piernas. Si la música te tranquiliza, puedes poner un fondo musical suave.

Como alternativa, puedes hacer que un amigo te lea el texto en vez de utilizar la grabación, también puede proporcionarte mayor seguridad en caso de algún inconveniente presentado durante la dinámica.

Al finalizar tu dinámica, escribe todos los detalles y pormenores que experimentaste, así podrás cotejar la información más adelante.

Relajación

Texto de la dinámica de regresión
Matilde Kempf

Instálese confortablemente en un sitio en el que se siente a gusto, relajado; puede ser en cualquier posición, ya sea de pie, sentado o acostado, escoja la que mejor le convenga.

Cierre los ojos, tranquilamente, calmadamente, dirija su atención a su respiración, para que, comodamente y al mismo ritmo comience a relajar su cuerpo desde arriba hacia abajo.

Sea atentivo a las sensaciones corporales, respire profundamente y note todas las sensaciones que aparecen. Continúe con su respiración pausada y de manera consciente, relajando cada vez más todo su cuerpo.

Inhale y exhale, y en cada respiración profunda relaje aún más, cada vez más su cuerpo, deje fluir.

En la inhalación, observe, visualice el aire que penetra por su nariz hacia sus pulmones como un halo de luz dorada. Realice la exhalación por la boca e imagine el stress, las tensiones, la negatividad y todo aquello que pudiese perturbarle, salir de su cuerpo como una bruma que se disipa inmediatamente.

Continúe respirando profundamente, llenando todo su ser de esa luz dorada de energía positiva para continuar con la relajación total.

Mantenga el ritmo suave y profundo de su respiración y relaje el cuero cabelludo, la frente y las sienes, después continúe con las cejas, la raíz de la nariz y la nariz, los párpados y los globos oculares, las mejillas, la quijada, los labios e incluso el interior de la boca, incluyendo la lengua.

La relajación se instala ahora en la parte de los hombros, los brazos, los antebrazos y las manos, la nuca y el cuello.

En el recorrido llegamos a los hombros, los omóplatos toda la columna vertebral en completa relajación, la región dorsal y lumbar, al mismo tiempo que la espalda relaje la caja torácica, la cintura y la región abdominal, el vientre... liberando la respiración con suavidad, sin prisas.

De la misma manera ahora relajamos el bajo vientre, la cadera, los glúteos y el perineo.

Llegando así a la parte inferior del cuerpo, a la parte de los muslos, las rodillas, las piernas y los pies.

Logrando con esto una relación total y placentera. Incluso si no logra sentirse relajado, no importa, ya que ciertas personas prefieren relajarse, puede permitirse percibir eso que percibe, y de pensar eso que piensa, o de dejar los músculos hacer eso que están haciendo...

Tome de igual manera el tiempo de encontrar el contacto de su cuerpo con la superficie en donde se encuentra... y con sus ropas mientras que toma el tiempo calmadamente... disfrute este momento de serenidad...

(Gran pausa...)

Si desea no continuar con la regresión, bastará con que continúe fijando su atención en su respiración.

Ahora tome una gran inspiración, inhale.... y puede comenzar a estirarse, a bostezar, todo a su ritmo, comience a mover los dedos de los pies, de las manos, todo ello simplemente a su ritmo...

Aspire de nuevo de manera amplia... y con un gran respeto hacia su cuerpo, cuando será el buen momento para usted, podrá abrir los ojos.

CICLO

Recuerdos presentes
presentes pasados
pasados futuros
recorrido infinito del alma
ser poderoso y enigmático
sabio conocimiento de hechos
experiencias plasmadas repetitivas
memoria borrada por un proceso
proceso llamado nacimiento
Me pregunto entonces
¿Muero? ¿Nazco?
¿En qué momento?
Quizá muero cuando nazco
y nazco cuando muero
No temo, es un proceso
y reencarno.

EMOCIÓN

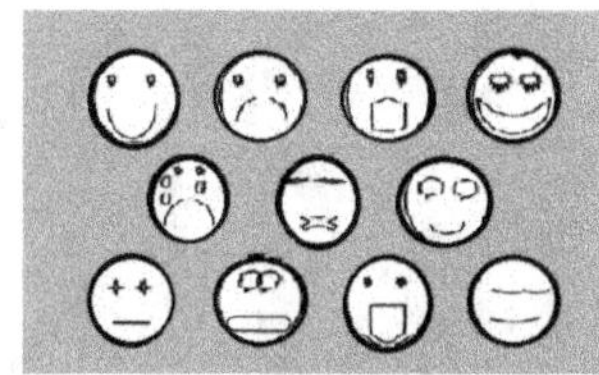

Es la reacción que nuestro cuerpo y mente provocan en nuestro cuerpo y psiquis, como respuesta a un estímulo externo.

La emoción genera diversas respuestas corporales, biológicas, ideológicas, musculares; es como un impulso que nos mueve a realizar alguna acción física incluyendo reacciones conductuales con cambios orgánicos.

¿Cómo explicar las emociones?

¿Cómo desmenuzarlas para llegar al entrañable significado y origen?

Existen diversas teorías que han dado origen a la psicobiología de la emoción* o neurología del comportamiento.

* Darwin

*James-Lange

*Cannon-Bard

*James Papez

Durante mucho tiempo se le ha dado más importancia a la parte racional humana dejando a un lado la parte emocional, sin embargo, las emociones nos indican los estados internos de los personas y generalmente la respuesta emocional, depende de la estimulación que la genera, podemos decir que es la misma en todo ser viviente con algunas excepciones por supuesto.

Algunos comportamientos, si no es que todos, son básicamente los mismos ya sea adquiridos o innatos.

¿Recuerdan esas fotos antiguas llamadas "caritas"? Para quien no las conoce, es una foto general con cinco fotos pequeñas del infante con gestos diferentes.

Pues ahí había de todo y hasta el pellizco estaba permitido para tomar la expresión en el justo momento de explosión del llanto; al igual que las cosquillas para obtener la mejor de las sonrisas o carcajadas, y veíamos también a nuestros padres haciendo muecas para que los imitáramos y así concluir el arduo trabajo del fotógrafo, que, finalmente, terminaría colgado en el muro para hacer partícipe a todo el que entrara; era en verdad todo un acontecimiento y un gran orgullo para ellos.

En la teoría de Darwin, observó que los primates poseen un gran repertorio de emociones y que el expresarlas poseía una función de supervivencia de la especie, es decir, su comportamiento era con un objetivo "social - personal" específico.

Existen categorías de emociones básicas con sus diferentes funciones que provocan actividades físicas obteniendo un resultado consciente:

TABLA DE EMOCIONES

EMOCIÓN	FUNCIÓN	ACCIÓN	RESULTADO
Alegría	Repetición	Risa	Seguridad
Aversión	Rechazo	Gestual	Negación
Ira	Destrucción	Grito	Incomprensión
Miedo	Protección	Temblor	Inseguridad
Sorpresa	Orientación	Agitación	Afirmación
Tristeza	Reflexión	Llanto	Motivación

Todas ellas nos dirigen a realizar diferentes expresiones faciales de acuerdo a la emoción, al igual que todas ellas tienen un vínculo "estomacal".

El estómago es nuestro centro receptor emocional, produciendo actividades orgánicas internas, creando así vínculos con cada órgano y cada partícula que integra nuestro cuerpo físico.

Con cada emoción se crea una cadena de reacciones corporales que provocan una salud plena, malestares y/o enfermedades a veces tan graves que terminan en una fatalidad.

Lo que nos lleva a concluir que a cada enfermedad corresponde una emoción no exteriorizada, y, no analizada.

Un ejemplo de una enfermedad grave y que ha sido estudiada a nivel emocional es el cáncer.

Todo ser humano posee células cancerígenas que ayudan al buen funcionamiento del organismo, todos tenemos células buenas y células malas. Lo que provoca que las células malas, es decir las cancerígenas, se "aceleren" y provoquen una anomalía, se puede resumir en tres pasos esenciales:

1. Depresión pasada

2. Choque emocional o físico

3. Depresión reciente

Este proceso comienza de manera generalizada con una depresión experimentada con anterioridad, que dejamos pasar inadvertida; con el tiempo alguna situación nos provoca un choque emocional o físico lo que conlleva a generar una nueva depresión; si la emoción generada no es exteriorizada, las células cancerígenas comienzan a comernos, sí, de manera literal, a actuar "comiéndonos por dentro".

Es en el momento de la depresión que todo comienza, una manera eficaz, entre otras, es el situar el momento que desencadenó la primer depresión, para así trabajar la situación del primer impacto.

Para ello, es importante que conozcamos el concepto de depresión y saber que ésta se encuentra ligada, la mayoría de las veces, con la tristeza, y que es en ese estado anímico donde las defensas inmunitarias descienden de manera considerable dando paso a la enfermedad cualquiera, sea cual sea, en casos precisos y con un gran número de posibilidades que se convierta en enfermedad crónica.

DEPRESIÓN

Es cuando somos incapaces de aceptar cualquier evento, situación o persona de manera agradable, tenemos una panorámica por completo en la obscuridad, todo es negro y el pesimismo nos invade. Es una pérdida de felicidad, de placer y/o de interés, dejando a un lado las actividades diarias o realizándolas con una baja estima por uno mismo aunada a una inseguridad general que, si no es atendida o detectada, puede llevar a la persona a tomar decisiones con alto índice de riesgo, incluso fatales.

Es una función generada por una gran tristeza, en primer plano y que evita que las personas puedan reír, comer, hablar, dormir, trabajar, incluso tener deseos de vivir.

Un "remedio casero" una vez detectado este momento de desesperanza total, es escribir, escribir lo que sienten y cómo se sienten, vamos a decir que es un monólogo que ayuda a exteriorizar el resentir, creando consciencia de los eventos que pudieron ocasionar esa pérdida de fuerza y valor de continuar y por supuesto se recomienda buscar ayuda profesional para ser guiados de la mejor manera posible.

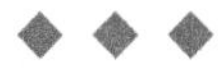

Existe también otra manera para escudriñar nuestras emociones y sanarlas junto con nuestro organismo, esta meditación es llamada:

CODVI
REGENERACIÓN
DEL
ORGANISMO EMOCIONAL

Instálese confortablemente, relaje su rostro, sus hombros, su torso, su cadera, sus extremidades inferiores, relaje todo su cuerpo...

Concéntrese en su respiración, déjela fluir libremente, incluso puede seguir el camino que ella realiza a partir de la inhalación, una respiración por completo independiente, que realiza su organismo de manera voluntaria.

Una vez logrado el nivel de interiorización, intente recordar las emociones que "destacaron" durante su jornada diaria, sea atentivo a las imágenes, palabras, colores e incluso señales corporales que pudieran surgir...

Una vez detectadas, escoja las que según usted haya sido desagradables, aquellas que le hicieron sentir incómodo, diferente...

Intente viajar a ese momento, viaje con su respiración hasta llegar a la situación que ha creado esa emoción...

Ahora, es el momento de preguntarse: ¿por qué ese evento ha detonado esta emoción?...

Conserve los ojos cerrados y concéntrese de nuevo en su respiración...

Quizá encuentre que detrás de esa emoción, existe algún temor o quizá algún shock emocional más anciano, algún momento vivido en el pasado.

El reconocimiento de ese evento le ayudará a desprogramar esa memoria implantada con anterioridad.

Intente regresar en el tiempo y encontrar ese momento que pudo provocar esa reacción emocional...

Cuando lo encuentre detecte la raíz de esa problemática pasada y compárela con la situación actual.

¿Qué es lo que surge?...

¿En qué parte del cuerpo se almacena esa emoción?...

¿En donde se reflejan las sensaciones corporales?...

Una vez que encontró su lugar de escondite, háblele esa parte de emoción, momento y lugar, dígales que acepta la responsabilidad de sus actos y que ahora toma consciencia de ello, que de ahora en adelante intentará un cambio de actitud consciente para el bien de todos y sobre todo el suyo propio.

Ahora deje partir esa emoción, esa sensación, ya sea corporal o sentimental, libérela con cada exhalación del aire respirado...

Es el momento de apreciar la sensación que esta liberación le provoca, escuche su cuerpo...

Concéntrese de nuevo en su respiración...

Si las sensaciones desagradables, las crispaciones, las emociones desagradables no han desaparecido, continúe inhalando y expirando hasta que sean mínimas o que ya no existan.

Una vez alcanzado ese nivel de paz interior, imagine frente a usted una luz brillante, el color vendrá sólo con su respiración, al inhalar, absorba esa luz y difumínela por todo su cuerpo, órganos, células, músculos, huesos, absolutamente todo el cuerpo debe ser cubierto, inundado por esta luz...

> *Esa luz le proporciona la sanación de las heridas provoca-*
> *das por ese evento desagradable, todo queda curado y la*
> *memoria negativa ha desaparecido...*
>
> *Concéntrese de nuevo en su respiración ...*
>
> *Sea consciente de su propio cuerpo, su presencia en el pre-*
> *sente, aquí y ahora, comience a mover sus dedos, los pies,*
> *estírese y bostece como si acabase de despertar.*
>
> *Cuando sea el momento adecuado para usted puede abrir*
> *sus ojos.*

De esta manera podrá sanar las heridas emocionales sin olvidar el anotar todas las sensaciones, imágenes, colores, olores y todos los pequeños y grandes detalles que hubiesen podido acompañarle en este viaje emocional.

Más adelante, cuando lea lo que haya escrito, se percatará del efecto de la situación desde otro ángulo y con un punto de vista por completo diferente y comprensible.

YO

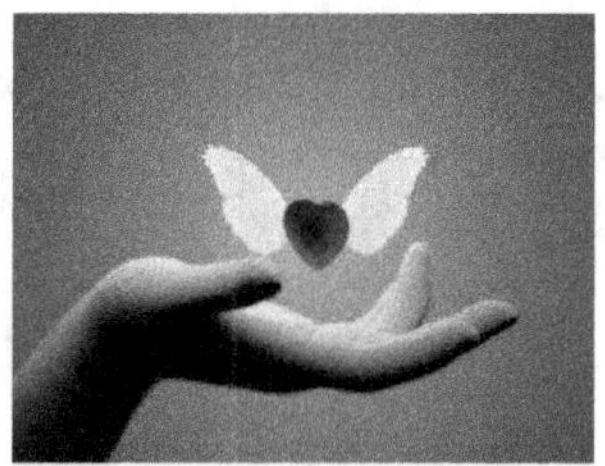

Cada uno de nosotros tenemos un niño interior que en algunos casos, hemos olvidado y ese niño necesita nuestro cuidado, nuestro amor.

Forma parte de nosotros y debemos atenderlo, sanar las heridas generadas en ese olvido y provocadas por infinidad de emociones guardadas, acciones quizá no justificadas.

El es nuestro niño de luz y nosotros somos él; ambos creamos el **YO**.

Nuestro niño interno ha sido lastimado, olvidado o quizá dejado en un segundo plano de nuestra integridad.

Ese niño ha absorbido inconscientemente los esquemas familiares, las penas, los sufrimientos, los rencores, todo aquello que cubrió nuestro entorno familiar.

La gran mayoría de las veces esas reglas y esquemas familiares son transmitidas y tomadas como propias dando paso a una autorización o no de expresar nuestras emociones y sentimientos.

Finalmente crecemos adaptándonos a ese silencio tormentoso

limitando la expresión emocional; sin el derecho de opinar o simplemente sin permiso de externar nuestro enojo, tristeza o desaprobación, y es así, que ese niño crece lastimado pues no se le dio la oportunidad de ser YO.

El niño interno se adapta a las circunstancias, no por ello deja de sufrir, aún en ese cuerpo adulto y genera una falta de confianza y amor por sí mismo.

Implica un gran trabajo y esfuerzo de desarrollo concentrándose en la etapa de crecimiento que ha afectado sus capacidades para relacionarse con su entorno.

Con la meditación que más adelante les proporciono, conocerán sus fuerzas y sus debilidades y sobre todo a aceptarlas y dejar libre a ese YO.

Quienes se reprochan constantemente, quienes se sienten incapaces de realizar ciertas actividades y alcanzar sus objetivos, creer que son inferiores a los demás, que poseen dificultades para resolver sus problemas y que para ellos cuenta mucho la opinión de otras personas; son aquellos seres que la autoestima es mínima o casi inexistente; teniendo como consecuencia una culpabilidad de todo y por nada, una frustración general, dificultad para emprender todo tipo de proyectos, ínfimas relaciones personales o nulas.

Las características físico-emocionales serán: una timidez excesiva, impulsividad, llamara la atención a todo precio, presentará enfermedades ante situaciones donde deba dar un resultado, como una buena nota en el examen final de matemáticas, por ejemplo, llegando al extremo de victimizarse para evitar sus obligaciones y/o responsabilidades y además obtener lo que desea.

Estos comportamientos podrían parecerles más bien de un niño o de un adolescente, en efecto es el caso, pero también se prolonga a ese niño interno que todos llevamos dentro y que el adulto adopta ese comportamiento, aunque lo oculte tan bien que ni él mismo lo puede detectar.

La sanación de ese niño lastimado nos permite reencontrar y reconocer ese ser superior que está en nosotros, a exteriorizar nuestro YO, ese niño luminoso que nos rige, que nos ama y que hemos olvidado.

Algunos ya saben que existe y lo han mantenido a flote, sin embargo, el ofrecer este regalo como reconocimiento de su existencia, les proporcionará a ambos un bienestar sin límites y un verdadero placer el estar de nuevo en contacto.

Recuerden que el trato que nos damos a nosotros mismos, será el trato que recibimos de los demás.

Inútil de culpar nuestra familia, amigos o escuelas, por el terrible comportamiento, nosotros mismos hemos escogido el venir a este mundo, con esas personas y esas situaciones que tienen como objetivo el enseñarnos lo que debemos y tenemos necesidad de aprender para permitirnos a nosotros mismos el externar nuestra alma evolucionada, nuestro YO.

Amémonos reconociendo nuestro propio valor.

Confiemos en nosotros reconociendo que somos capaces.

Reconozcamos y aceptemos que somos seres únicos y maravillosos.

Decidan reencontrar a ese niño perdido en alguna parte de ustedes mismos, olvidado en algún camino obscuro y difícil, apreciarán la bella experiencia de conectarse con ustedes mismos.

Aquí les propongo una dinámica bella que nos deja con una sensación de acompañamiento y sobre todo de unificación, de reencuentro.

Mi Niño Interior

<u>CODVI MI NIÑO INTERIOR - MI YO</u>

Instálese de manera que se sienta lo más confortable posible, cierre sus ojos, y en ese momento, sentirá la globalidad de su cuerpo con todas las sensaciones de provocan sus zonas de apoyo, ya sea en la silla, el piso, el sillón, el diván, no importa el que sea, lo esencial es captar todos los puntos de apoyo de su cuerpo, ésto le dará la sensación de su propia existencia, de su volumen, de usted simplemente.

Inspire por la nariz y espire por la boca y sienta cómo su pecho se eleva debido al aire que usted aporta a su cuerpo global por medio de la respiración consciente.

Repita este proceso de respiración varias veces, 3, 5 o las que usted considere necesarias para alcanzar esa relajación y consciencia única de su existencia.

Una vez reposado, relajado y en calma con todas las sensaciones de su cuerpo, se hará la siguiente pregunta:

¿QUIEN SOY YO?

¿Cuales son las sensaciones que aparecen?

¿Es que acaso aparecen imágenes? ¿colores? ¿escenas del pasado?

¿DONDE ME ENCUENTRO?

¿Es que acaso vienen imágenes de algún paisaje en especial?

¿Es que aparecen sensaciones de algún olor en particular?

¿QUE HAGO?

¿Realiza alguna actividad en particular?

¿Porta algún traje especial?

¿Como es la ropa que viste? ¿Sus zapatos? ¿Su cabello?

Deje venir las sensaciones, las emociones, las imágenes...

Y transportes en ese momento y descríbalo...

¿Es feliz? ¿triste? ¿en qué estado anímico se encuentra?

¿Se encuentra solo o acompañado?

Para este evento en particular, imagine una luz que cubre toda la escena, envíe el amor porque esa escena forma parte de usted, de su pasado, de su vida y gracias a ese episodio, usted está aquí, en este momento, aquí y ahora.

Agradezca al Universo de recibirle tiernamente.

A partir de ahora usted está en contacto directo con usted mismo, busque en usted esa luz y difumínela en todo su cuerpo porque usted es capaz de ser esa luz; porque usted es esa luz, una luz que brilla enormemente, una luz que le da la seguridad, que le guía en su camino, que le ayuda a encontrarse a usted mismo; de encontrar su esencia, una esencia fresca, tierna, humilde, una gran parte de usted que le pertenece.

Aproveche para llamar a su niño interior...

Quizá este niño está lastimado, quizá contento, triste, satisfecho, véase dentro de esta esencia, escuche esa vocecita que le pide ser escuchada, ser amado, reconocido y aceptado, él forma parte de usted, recíbalo como él lo merece con amor y dulzura, porque él le pertenece, y usted también le pertenece a él, es una relación de complicidad, de compañía, pero sobre todo de amor y de ternura...

Dígale lo que siente, eso que viene de primera instancia...

Ahora, dígale que usted estará siempre disponible para él, que para usted será un verdadero placer si él permanece con usted por siempre, que le ama y que de vez en vez podrán jugar y festejar juntos.

Por ahora usted debe regresar a su realidad, a su vida.

Recuerde que siempre estará acompañado, que estarán siempre juntos.

Ahora regrese a su sensación corporal, despacio, sienta el peso de su cuerpo, estírese, bostece, hágalo sin prisa, a su ritmo...

Sonría, usted está aquí y ahora, por siempre acompañado.

CAMBIO

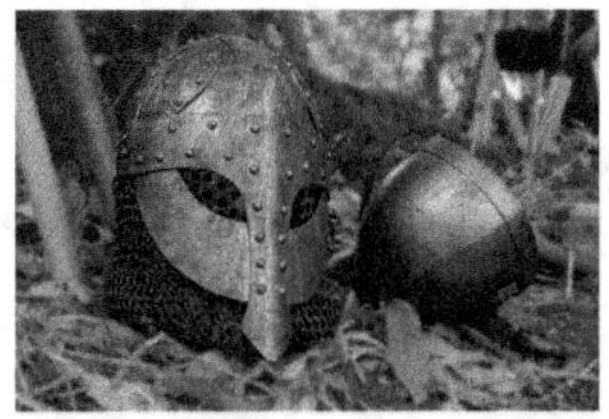

Retomemos el tema de la física cuántica, en donde se menciona la existencia de una teoría, la teoría de la explosión que creó el universo, el famoso big bang.

En ese instante todo cambió, se transformó todo lo existente y dió paso a la creación de algo nuevo.

Día a día estos cambios se presentan también en el ser humano, sin embargo, en términos generales se le teme al cambio, porque existe siempre el temor de arriesgar el presente por un futuro incierto.

Si co-creamos un presente, basado en los errores a aceptar y cambiar del pasado, nuestro futuro será en realidad nuestro y aquello que decidamos y queramos hacer, así lo será.

Recordemos que todo es en armonía y de acuerdo con el universo, si no es así, descartemos la idea, pero el pedir no es el que mata el dar es el que aniquila. Aprendamos a realizar nuestros decretos de la mejor manera, pues una palabra mal ubicada y *¡pucutum!* ya no funcionó.

Toda transición consciente conlleva a un resultado positivo, incluso si el resultado es diferente al que se desea, es una manera creativa y mágica del universo de mostrarnos una vez más una enseñanza "escondida".

Aceptar no significa conformarse, debemos intentar algo diferente si no hay cambios en nuestra vida, aceptando que si no resulta, es otro camino el que debemos seguir, el tiempo no se pierde, se gana en experiencia y vivencias, en conocimiento que es lo que da paso a un cambio radical y un avance vertiginoso.

Osen tomar decisiones arriesgadas, decretando aquello que consideran es para ustedes, y aquí no hablo de riquezas exuberantes ni de bienes materiales, eso se consigue con el crecimiento humano, con el buen desarrollo de las habilidades propias que le son características; este cambio debe ser interno, debe ser una necesidad personal interna, ese cambio, esa transformación podremos llamarle big bang interior, y después de esa gran explosión, vendrá la transformación creando consciencia de nosotros mismos y de lo que nos rodea.

Será una realidad más nítida, clara como el agua que recorre las montañas y que buscan una vena para salir a la claridad y fluir, fluir, fluir …

No temamos a cambiar de trabajo, no temamos a cambiar de vecindario o emprender una nueva actividad, motívese, siga su intuición, es la brújula más fiel y exacta que existe.

Para poder iniciar de cero debemos ir hacia atrás, al pasado y traerlo a nuestro presente, analizarlo o quizá descubrirlo pues se encuentra entre telarañas arrumbado en un rincón; búsquenlo, realicen de nuevo ese trayecto familiar, vivencial para que al final del camino todo esté en paz con aceptación y respeto por todos y cada uno de los integrantes, incluyéndose usted mismo.

Mientras más conscientes estemos de lo que nos ha afectado y que ha hecho un vulversamiento interno, debemos exteriorizarlo y sanarlo; en esa transformación la vía de la excelencia es el mismo que para el saber hacer ~la constancia, la determinación, la intención~, el deseo de lograrlo, un fuerte sentimiento por las cosas que ayudan al progreso. El mejor de los guías es su deseo de curar, crecer y cambiar.

TRANSFORMACIÓN

Miedo me da y retrocedo,
la obscuridad del camino me da miedo,
veo una luz a lo lejos,
se acerca cada vez más,
la veo en mí, en mi interior,
soy mi guía, soy yo,
avanzo con velocidad en las penumbras,
gozo los encuentros olvidados,
regreso pleno de sueños y deseos,
fuerzas renovadas, energías cargadas,
veo mi luz, la siento,
soy yo, soy mi guía.

MAGIA

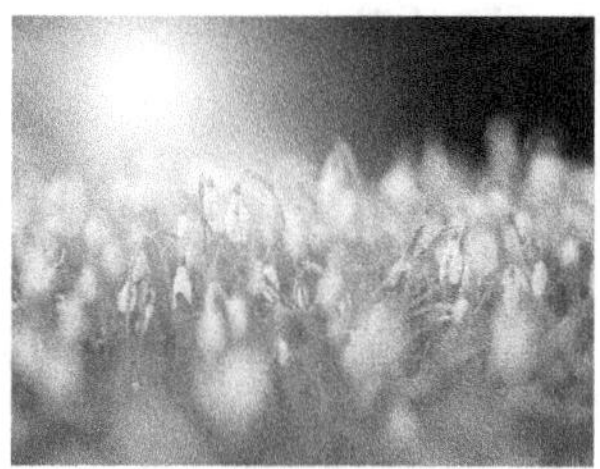

Ya somos parte de la magia, pues desde la creación del universo existimos y aún se cuestionan que de dónde venimos.

Somos colaboradores de esa magia humana que aparece y desaparece, somos mágicos y no nos hemos dado cuenta.

Todos tenemos las mismas capacidades, sólo que algunos no las han reconocido o desarrollado. Para ello se necesita una apertura ideológica, espiritual.

MAYA = MAGIA

En el momento que la población esté de acuerdo en que existe otra manera de avanzar, que el bienestar lo creamos nosotros mismos y desde nuestro interior hacia el exterior, comprenderemos que ese momento mágico ha llegado, dando cabida a nuevos conocimientos, nuevas y buenas experiencias, vivencias "diferentes", viajes sin movimiento alguno, imágenes visibles e inexistentes, música con sonidos naturales y bellos, sin instrumento alguno, cambios que indican el avance, y que nos enseñan a confiar en nosotros, seres mágicos y luminosos.

La magia es encontrarse uno mismo en nuestro interior, hacerlo resurgir de la nada, del abismo en el que hemos estado dormidos tantos siglos; tal como el volcán que emerge y duerme, con el tiempo se despierta su fuerza y arroja su savia para dar calor a todo lo que está a su alrededor. Esa furia que debe ser evacuada.

Busquen soluciones, no problemas ...

Que la magia surja de nuevo ...

TÉRMINO

Cuando el término de alguna actividad se aproxima o está ya presente, en consecuencia hay un inicio que comienza.

El fin de este escrito, deseo, sea y dé inicio a otras consciencias, que dé la ayuda a escoger un camino sin escombros, sin barrotes en las ruedas que impidan avanzar, con ventanas abiertas que permitan al aire pasar, que nos haga despertar y no dormir más.

Mi más grande placer ha sido comenzar y terminar pues en cada final existe un nuevo arco iris que vislumbra otra obra, quizá de otro tipo, quizá el mismo, pero con un nuevo comienzo, con otra visión; es como la vida y la muerte, y en ese trayecto, en ese espacio de tiempo, lograremos la transformación interior que tanto necesitamos y que algunos deseamos.

En la búsqueda, muchos quedan atrapados y no avanzan más; otros escogen el camino equivocado y se desvían para luego regresar; otros tienen el valor de afrontarlo todo y la seguridad de que lo lograrán y van más allá, más allá de lo quizá esperado y con éxito rotundo y sobre todo con una paz interior incalculable.

No basta sólo con desearlo y decirlo, nuestros actos proyectan más que todas las palabras que podamos decir y no escuchar.

Bien vale la pena intentar, hacer el esfuerzo de mejorar y salir de ese prototipo aprendido de lo que es el ser humano y que no es.

Busquemos, transformemos y terminemos para dar inicio a otra era, una era para

REGRESAR AL FUTURO

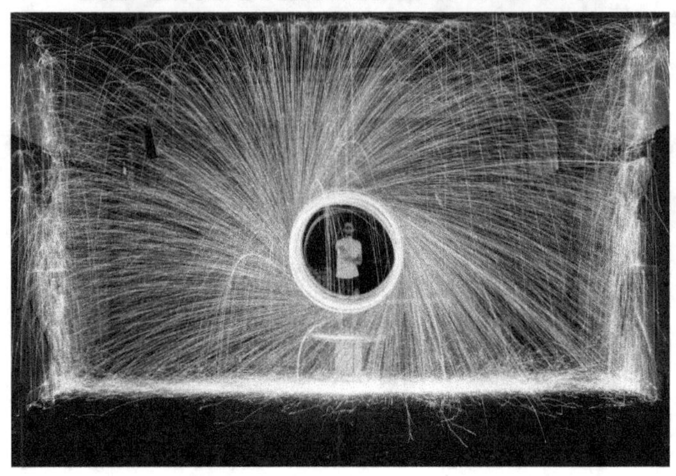

AGRADECER

Y así como comienzo … termino …

Para bien finalizar, quiero agregar un capítulo específico y especial para mis agradecimientos.

Considere la importancia de agradecer pues ello implica el regreso de situaciones aún más maravillosas. Lanza una bola de amor a nuestros semejantes y que nadie, nadie en absoluto puede detenerla. Seamos agradecidos.

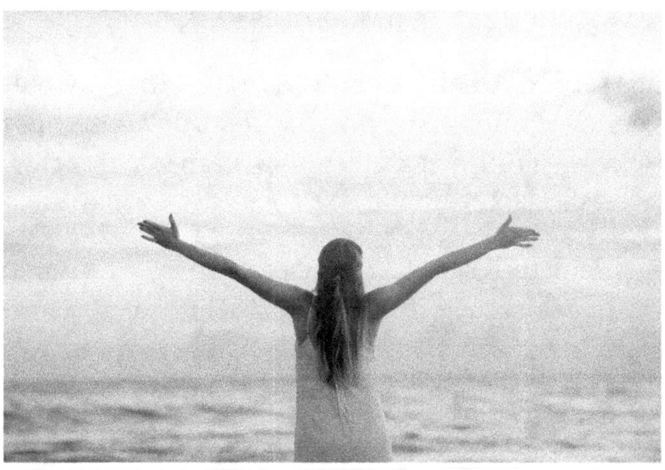

DOY GRACIAS

Al Universo que me acoge entre sus brazos.

A los maestros y guías que me acompañan y que me han guiado hasta aquí.

A mi amigo, confidente, compañero eterno, mi fiel y eterno enamorado, por su gran paciencia y amor incondicionales.

A todas las personas que han confiado en mí y se han acercado buscando crecer, dándome la oportunidad de crecer a mí también, de expandir mis conocimientos y experiencia.

A todos los seres que han interceptado mi camino y realizado el logro de bellos sueños, experiencias de todo tipo, sobre todo la experiencia que conlleva a un conocimiento y reconocimiento antiguo.

A cada uno de ustedes que hojea este escrito, y también a aquellos que lo poseen con el firme propósito de aceptar y cambiar en consciencia para así lograr ese despertar tan codiciado y ejecutar ese salto cuántico.

Recuerden que la conscienca de vida ~*CODVI*~ el código de vida, es una de las tantas bases existentes y que cada quien escogerá aquello que más llame su atención, lo que le hable al oído, lo que su intuición les diga para bien finalizar nuestra experiencia terrestre, encaminándonos hacia una paz y armonía interior ligando, cambiando y transformando de lo físico-material a lo Esencial -Espiritual para crear una mágica consciencia personalizada y a su vez colectiva.

Gracias a mí misma por darme la oportunidad de realizar un sueño dormido, de crecer internamente porque la edad es superflua, de compartir lo aprendido, por desear que ésto resone en muchos y que decidan tener una *VIDA CONSCIENTE*.

Gracias a todos por todo. Con amor.

Matilde Kempf

BIBLIOGRAFÍA

- *Descodificación biológica y destino familiar.* Patrick Obissier.

- *Fenómenos Paranormales.* Alejandro Parra.

- *La guérison quantique.* Frank J. Kinslow.

- *La mort est un nouveau soleil.* Elisabeth Kübler-Ross

- *Le grand dictionnaire des malaises et maladies.* Jacques Martel.

- *L'Énergie cosmique.* Joseph Murphy.

- *Les âmes.* Oasis. JRobert.

- *Explorer nos vies antérieures sources de notre vie actuelle.* J. F. Crolard. Ed. Sorlot-Lanore. 1989.

- *Los nueve peldaños.* Daniel Meurois & Anne Givaudan.

- *Mon corps et malade il est temps que je lui parle* (trilogie). Dr Salomon Sellam.

- *Muchas vidas, muchos maestros.* Brian Weiss.

- *Voyages dans les vies antérieures.* Patrick Drouot.

- *Vidas antes de la vida.* Aurelio Mejía.

- *Life between lives.* Michael Newton.

- *Cinq vies en mémoire.* Dolores Cannon.

❁ *Between Death and Life.* Dolores Cannon.

❁ *Nos enfants.* Oasis. JRobert.

❁ *Nos proches ne meurent jamais.* Allison DuBois.

❁ *Mis propias búsquedas y experiencias ...*

La mayor parte de la información buscada, para obtener bases sólidas sobre cada tema expuesto, fue de diversos sitios internet proporcionados por google, también de Wikipedia, pero sobre todo es información de primera mano basada en lo expuesto por los precursores, creadores y fundadores de técnicas, métodos, filosofías y todo tema relacionado con el gran avance espiritual. También una infinidad de libros que, en su mayoría están en francés, quizá haya una continuación a CODVI, y si es el caso, ahí proporcionaré más ligas y títulos con autores.

Desafortunadamente, poco conocedora de cómo realizar un libro en pdf, no les he incluído como ligas directas, sorry!.

Agradezco a todos los seres que han contribuido con su aportación.

También debo mencionar que una gran cantidad del contenido de este libro, fue canalizada por mis guías y seres de luz, Gracias a ellos *CODVI* existe.

DINÁMICAS HOLÍSTICAS

Aquí pongo las ligas directas a los ejercicios, dinámicas y meditaciones:

CODVI REENCUENTRO

CODVI BOLA MÁGICA

CODVI 5 MINUTOS

CODVI RESPIRACIÓN CONSCIENTE

CODVI RESPIRACIÓN ABDOMINAL

CODVI RESPIRACIÓN INTENCIONAL

CODVI DESPERTAR DE CONSCIENCIA

CODVI SANACIÓN CONSCIENTE

CODVI PROYECCIÓN

AUTOREGRESIÓN

CODVI REGENERACIÓN DEL ORGANISMO EMOCIONAL

CODVI MI NIÑO INTERIOR - MI YO

QUOTES

Aquí les dejo los enlaces de los pensamientos y frases presentados, creados y basados en mi inspiración.

VIDA

MI UNIVERSO

RECONCILIACIÓN

PRESENTE

INTEGRACIÓN

QUÉ SOY?

CONSCIENCIA MANAS

QUIÉNES SOMOS?

AHORA DESEO

CICLO

TRANSFORMACIÓN

DOY GRACIAS